补土调脾治疗肾病

守正创新发扬中医

张大千

庚子春日

国医大师张大宁题字

总主编 卢传坚 陈 延

中医补土理论菁华临床阐发

肾 病 科

主　　编　卢富华
副 主 编　许 苑　侯海晶　高燕翔
编　　委　（按姓氏汉语拼音排序）
　　　　　陈耿超　陈国伟　高燕翔　侯海晶
　　　　　胡晓璇　黎 创　李 聪　李 茵
　　　　　刘同换　卢富华　伦龙威　秦新东
　　　　　苏国彬　苏镜旭　吴一帆　吴禹池
　　　　　许 苑　郑婷婷　周登威

科学出版社
北 京

内 容 简 介

本书是"中医补土理论菁华临床阐发"丛书之一。补土派是中医学术流派的重要组成部分，在中医学术历史源流中占有重要的地位。本书以现代肾系病名为框架，将补土理论贯穿其中。全书分为上下两篇。上篇主要阐述肾系疾病补土理论的历史源流。下篇以案例为主，通过记录医案、总结和提炼临证思路来阐述补土理论在肾系疾病中的临床实际应用。

本书可供广大中医药研究者在诊治肾系疾病时参考使用。

图书在版编目（CIP）数据

肾病科 / 卢富华主编. —北京：科学出版社，2020.12
（中医补土理论菁华临床阐发 / 卢传坚，陈延总主编）
ISBN 978-7-03-066776-2

Ⅰ. ①肾… Ⅱ. ①卢… Ⅲ. ①肾疾病–中医治疗法 Ⅳ. ①R692

中国版本图书馆 CIP 数据核字（2020）第 220994 号

责任编辑：陈深圣　郭海燕 / 责任校对：王晓茜
责任印制：徐晓晨 / 封面设计：北京蓝正广告设计有限公司

科 学 出 版 社 出版
北京东黄城根北街 16 号
邮政编码：100717
http://www.sciencep.com

北京凌奇印刷有限责任公司 印刷
科学出版社发行　各地新华书店经销
*
2020 年 12 月第 一 版　开本：720×1000　B5
2020 年 12 月第一次印刷　印张：7 3/4　插页：1
字数：156 000
POD定价：49.00元
（如有印装质量问题，我社负责调换）

总　序

　　"传承精华，守正创新"是习近平总书记对中医药工作作出的重要指示，为中医药传承、创新、发展指明了方向，中医药事业的发展迎来了前所未有的机遇。值此之际，由广东省中医院岭南补土学术流派学术带头人卢传坚教授策划并担任总主编的"中医补土理论菁华临床阐发"丛书也即将出版面世。这套丛书集结了我院多个学科众多专家学者的力量，是近百名编委共同努力的心血结晶，也是这些年来我院大力发展中医学术流派研究的成果之一。

　　2013年，为了响应国家中医药管理局"大力建设学术流派"的号召，也为了进一步提升中医理论及临床诊疗水平，广东省中医院组建了"岭南补土流派工作室"。该工作室自建立以来，除了在理论及临床研究方面的不懈努力外，也着力于推动补土理论的学术交流，举行各种案例分享及学术探讨活动，有力推动补土学术理论在各学科的应用。经过这些年的发展，多个学科在补土理论的临床应用方面已经有所收获，凝练出了各自的专科特色。为了更好地总结和提炼这些理论精华，岭南补土流派工作室发起"中医补土理论菁华临床阐发"丛书写作计划，得到了各学科团队的热烈响应。在经过了将近两年的准备及反复修改核对后，这套总稿超百万字的丛书终于成稿。

　　翻开书稿，书中有编委们精心整理的理论、丰富的临床案例，突出了我院流派研究理论与实践相结合的特点；在书稿的架构上，由岭南补土流派工作室撰写的"中医补土理论菁华临床阐发"丛书有《补土菁华总论》一册，其他分册遍及多个临床学科，目前已交稿的包括《内分泌科》《耳鼻喉科》《肝病科》《肿瘤科》《乳腺科》《肾病科》《消化科》《皮肤科》《眼科》《呼吸科》共十个专科分册，组成了丛书专科系列。另有《异常子宫出血》《子宫内膜异位症》《湿疹》《克罗恩病》《肺癌》共五个专病分册，组成了丛书专病系列。虽然不同专科、疾病的具体治疗方案各有特色，但所应用的理论都源于补土，这正是中医"异病同治"的鲜明体现。

　　同时，多学科应用、突出优势病种也切合了学术流派的发展特点。纵观古代流派名家，虽各有所长，但基本不分科，只要灵活运用，在不同疾病的治疗中均能得心应手。因此，流派学术思想的应用，一方面，应该在多个领域中"遍地开花"，不断拓宽其应用范围，此为"横向发展"；另一方面，对于理论应用适用性强的病种还应重点发掘，优化其治疗方案，此为"纵向发展"。流派学术理论的应用既要使其有一定的普及性，更要突出其独特的治疗优势，使得流派理论的应用既能保持其特色，又能得到进一步的推广，这正是本套丛书的鲜明特点。

　　在这套丛书各分册的编委名单中，既有年龄与我相近的老专家作为学术顾问，同时也有不少年轻医生参与了本套丛书的编写，这充分体现了中医学术的传承以及老一辈专家对年轻一代的提携。我相信，编写的过程既是对老专家临床经验的总结提炼，也是后辈们深入学习的一次机会。书籍是中医传承过程中重要的思想载体，希望这套丛书不仅是一份标志性的成果，更是一个起点，能够吸引更多的中医人到中医流派理论学习中去，更好地发挥中医的治疗优势。

　　是以为序！

国医大师、广州中医药大学首席教授

2020 年 4 月于广州

序

  翻阅浩繁的中医古籍，总能在历代医家的学术思想中发现其重视中土思想，并逐渐形成有完善系统与深刻哲学内涵的补土理论。广东省中医院肾病科团队在做了大量理论整理的工作基础上，以现代肾系病名为框架，将补土理论贯穿其中，从生理和病理上阐述先天肾水和后天脾土的联系，并整理了团队在临床上诊治过的医案，从生动形象的病例入手，以案说理，启迪临床思维。

  我临证逾五十载，深感先天肾水与后天脾土有着千丝万缕的联系，先天与后天共同主宰水液代谢、气机升降与阴阳平衡，故每每治疗肾系疾病，立足脾胃，从后天滋养先天，总能获得良效。

  多读书，勤临床，常思辨，是一个医家不可或缺的习惯。中医理论的传承和发展，需要徜徉于古籍书海，对历代医家的学术思想进行研读、归纳、总结，提炼其精华，其工作量之大可想而知。中医理论的应用，需要医者多临证，不断实践，总结失败和成功的经验，此非一朝一夕能蹴就。本专著作者从浩繁的书籍中梳理出以补土理论诊治肾系疾病的历史源流，同时总结了大量运用补土理论的案例，理论与实践相结合，为研究补土学术思想提供了"捷径"。

  然医家之路本无捷径，吾虽及至毫釐，但对中医经典以及现代医学的学习，不敢有丝毫懈怠，每每临证，均经深思熟虑，唯恐贻误患者。此专著凝聚了广东省中医院肾病科团队的心血，然中医文化博大精深，不免有失偏颇，期能借此抛砖引玉，愿与诸同道共勉，为中医学的发展尽微薄之力。

黄春林

2019 年 12 月

前　言

　　补土理论是祖国医学流派的重要思想之一，在中医学的发展史上源远流长，熠熠生辉。补土理论有着完善系统的核心理论与深刻的哲学内涵，它肇基于《黄帝内经》思想，发展于张仲景，鼎盛于李东垣，经过明清诸家学说的推广和应用，其学术思想体系日益完善和丰富。补土思想旨在调理脾胃，恢复中土的升降功能，从而恢复人体气机调和，身体康健。

　　中医古籍文献中并无明确的"肾病"病名记载，但根据肾科疾病的临床症状表现，其与中医古籍所描述的"水肿"、"淋证"、"尿浊"、"尿血"、"癃闭"、"关格"等多相似。中医学者借鉴上述病证的治疗经验，治疗现代医学中的肾病，取得了很好的疗效。而在中医学发展历程中一直有脾肾相关、脾肾互赞、五脏相关的理论，因此补土理论也广泛运用于肾病的诊治中，积累了大量经验，疗效颇丰。

　　《素问•太阴阳明论》云："脾者土也，治中央，常以四时长四脏，各十八日寄治，不得独主于时也……土者生万物而法天地。"中土健运方能资生万物，五脏乃安。《素问•五脏生成》在论述脾肾之间生理关系时指出"肾之合骨也，其荣发也，其主脾也"，在病理上，肾病及脾，脾病及肾，甚至脾肾同病。《素问•气厥论》："肾移热于脾，传为虚，肠澼，死不可治。"《素问•水热穴论》亦有："肾者，胃之关也。"由此可见，恢复中土功能来调治肾病在《内经》时代已有理论基础。

　　至仲景时代，"保胃气"是一重要的指导思想，贯穿于《伤寒论》始终，在临床中大大地实践了补土理论。肾病补土理念也与此同时实践于临床，如在《金匮要略》一书中，张仲景特列《消渴小便利淋病脉证并治》与《水气病脉证并治》两个篇章论述肾病相关病证，在病机上论述脾胃虚弱可致水肿，治则上以健脾利水为法，开启以黄芪类方治疗水肿病的先河，此是目前所知补土理念较早运用于实际临床的实例。

　　至金元时期，李东垣著述《脾胃论》，提出"内伤脾胃，百病由生"，成为补土理论的代表人物。补土理论迅速发展的鼎盛时期，对于肾系疾病的治疗，尤有助益。李氏有云"欲人知百病皆由脾胃衰而生也，毫厘之失，则灾害立生"，在肾系疾病上强调脾胃有病，内传于肾，治法上以"补肾不如补脾"为指导，将补土的理念运用到肾系疾病的临床上，被后世医家广泛应用。

明清之后，名医辈出，各家学说争鸣。对于补土理论在肾系疾病上的认识与运用，较之前代更是详尽，其中以薛己、张景岳、李中梓、王肯堂、喻嘉言、张石顽、陈士铎等为代表。薛己认为"真精合而生人，是人亦借脾土以生"，重视补脾及脾肾同治，张景岳则强调温脾补肾。李中梓更是提出"肾为先天之本、脾为后天之本"，脾肾具有相赞功能，提出"补肾之中，不脱扶脾"。这一时期，在肾系疾病的补土理念方面，较之前代医家，亦多发挥，肾病补土理论得到进一步的发展。

民国以来，中医肾病学蓬勃发展，或在传统医学的基础上，或结合现代医学的优点，进一步完善肾病补土理论，逐渐走向成熟。尤其新中国成立以来，中医药事业在国家政府的支持下，守正创新，对肾病补土理论进行深入实践与研究，临床硕果累累。

在新时代背景下，传承创新发展中医药是新时代中国特色社会主义事业的重要内容，是中华民族伟大复兴的大事。为了进一步继承和发展中医药，使得中医药和流派发展生生不息，同时也为了贯彻国家中医药管理局"大力建设学术流派"的号召，在广东省中医院"补土流派工作室"的协助和指导下，大力挖掘补土理论在肾病临床的应用，传承、发展和丰富其学术思想体系，为广大临床医务工作者服务而开始编撰此书。

本书的撰写分为上、下两篇，上篇主要阐述肾病补土理论各时期发展特点与医家，详述在补土理论指导下如何认识肾系疾病的病理和生理，以及补土理论如何应用于和指导肾系疾病的临床实践。下篇以案例为主，通过记录医案、总结和提炼临证思路来阐述补土理论在肾系疾病临床中的实际应用，以达到"以案说理"，启迪临床思维的目的。

本书的编写人员是广东省中医院肾内科临床一线的医生，有着多年的专科临床实践，积累了丰富和宝贵的临床经验。书中病案中的患者大部分为广东省中医院肾内科就诊的患者，方便后续进一步的追踪和随访。本书自 2016 年开始撰写，其间经过不断的论证、修改、校正，凝聚了编委们的辛勤努力，历经四年才完成出版。希望本书的出版能让更多同道认识到补土理论是既有深刻的理论内涵又有丰富的临床经验的学术体系。将补土理念用于肾系疾病，指导临床实践，在取得了确实的疗效基础上，也进一步丰富和完善了补土理论的学术体系，同时也期望将补土理论传播给更多的人。

编 者

2019 年 12 月

目　录

上篇　肾系疾病补土理论的历史源流

下篇 补土理论在肾系疾病中的运用案例

上篇 肾系疾病补土理论的历史源流

第一章　肾系疾病补土理论各时期发展特点与医家

　　"土"的概念古而有之，"补"属于中医治疗"八法"之一。何处最早提出"补土派"这个概念？1979 年人民卫生出版社出版的《简明中医辞典》提到"李杲认为'人以胃气为本'长于温补脾胃之法，世称补土派"。后来"补土派"一词出现在中医各家学说的教材上，才逐渐被学术界所公认。从此定义来源来看，补土学术流派应该是以李东垣的学术理论为基础，以调整脾胃功能为方法，以恢复机体健康为目的的学术流派。

　　中医的古籍文献中并无明确"肾病"病名记载。虽然中医并无特定的疾病与现代的肾病相对应，但根据肾科疾病的临床症状表现，其与中医古籍所描述的"水肿"、"淋证"、"癃闭"、"尿血"、"小便失禁"等多相似。中医学者借鉴上述病证的治疗经验，治疗现代意义上的肾病，取得了很好的疗效。其中尤以运用补土理论进行诊治经验丰富，颇具特色。以下将以水肿病证为例，探讨肾病中，补土理论在不同时期的应用特点与代表医家。

第一节　肾系疾病补土理论的萌芽期

　　众所周知，中医经典理论代表作当属《黄帝内经》。在《灵枢》中，已有专篇论述"水肿"病。《灵枢·水胀》言："水始起也，目窠上微肿，如新卧起之状，其颈脉动，时咳，阴股间寒，足胫肿，腹乃大，其水已成矣。以手按其腹，随手而起，如裹水之状，此其候也。"上述对水肿病的描述，从目窠上起始，发展到足胫、腹部都有详细的记述，且有详细诊察水肿病的手法，如"手按其腹，随手而起，如裹水之状"。这些记载中的诊法，现今仍被中医学家运用。

　　那么水肿（胀）是如何产生的？《灵枢·五癃津液别》记载："黄帝问于岐伯曰：'水谷入于口，输于肠胃，其液别为五……邪气内逆，则气为之闭塞而不行，不行则为水胀，余知其然也，不知其何由生？'岐伯答曰：'阴阳气道不通，四海闭塞，三焦不泻，津液不化，水谷并行肠胃之中，别于回肠，留于下焦，不得渗膀胱，则下焦胀，水溢则为水胀，此津液五别之逆顺也。'"黄帝与岐伯通过问答的形式，阐释了水谷运化的生理过程，以及提出了若气道、三焦、肠胃失职，水谷则成水胀（肿）。《素问·至真要大论》更是明确记载"诸湿肿满，皆属于脾"，此从病机的层面提出，如若脾阳内虚，斡旋失职，水谷精气不能依赖脾气散精而上归于肺，导致清者难升，浊者失降，水谷之湿郁而不化，外溢皮肤则积于肌腠而成浮肿。《素问·六元正纪大论》有言"湿胜则濡泄，甚则水闭胕肿"，湿邪严重时则发为水闭胕肿。而"在天为湿，在地为土，在体为肉，在脏为脾"（《素问·阴阳应象大论》），"中央生湿，湿生土，土生甘，甘生脾"（《素问·五运行大论》），由此可见，《黄帝内经》的作者已建立起"水肿-湿-土-脾"之间的联系，即水肿、湿、土、脾四位一体，可分而不可离。

如若说《黄帝内经》的作者仅是开启了肾病补土理念之先河，一代医圣张仲景则把这种理念付诸实践。在《金匮要略》一书中，张仲景特列"消渴小便利淋病脉证并治"与"水气病脉证并治"两个篇章以论述肾病相关病证。其中"水气病脉证并治"一篇，几乎可视为水肿病专篇，详细论述了水肿的病机、病证、治则、治法及治疗方药。张仲景把水肿以五脏区分，其中对于"脾水"描述说"其腹大，四肢苦重，津液不生，但苦少气，小便难"。此即脾阳虚、脾运化水湿的功能失司引起的水肿病。同时论曰："寸口脉沉而迟，沉则为水，迟则为寒，寒水相搏。趺阳脉伏，水谷不化，脾气衰则鹜溏，胃气衰则身肿。"此处很明显论述的是因脾胃虚弱导致身体浮肿的水肿病。

如何从脾胃角度治疗水肿？张仲景言"风水脉浮，身重，汗出恶风者，防己黄芪汤主之"，"皮水为病，四肢肿，水气在皮肤中，四肢聂聂动者，防己茯苓汤主之"。此二方皆是黄芪类方，以黄芪补脾胃之气，配合白术或茯苓，健脾利湿，以疗风水或皮水。张仲景开启以黄芪类方治疗水肿病的先河，此是目前所知补土理念较早运用于实际临床中的理论先例。

同时张仲景的著作中还记载了水肿病的一种特殊病证——黄汗。黄汗表现为"脉沉迟，身体发热，胸满，四肢头面肿"。因汗出入水，水热互郁于肌表，导致身肿、发热、汗出色黄如柏汁。张仲景亦从补土健运脾胃的角度给予治疗，并提供了对证方药：黄芪芍药桂枝苦酒汤、桂枝加黄芪五物汤。

相传东汉末年的一代名医华佗，留有《中藏经》。此书在论述疾病时，亦特列一章名"论水肿脉证生死候"。在该章节中，华氏认为"人中百病难疗者，莫过于水也……有肿于头目者，有肿于腰脚者，有肿于四肢者，有肿于双目者，有因嗽而发者，有因劳而生者，有因凝滞而起者，有因虚乏而成者，有因五脏而出者，有因六腑而来者，类目多种，而状各不同……故人中水疾死者多矣"。并把水肿病分为十类，"一曰青水，二曰赤水，三曰黄水，四曰白水，五曰黑水，六曰玄水，七曰风水，八曰石水，九曰里水，十曰气水"。其中黄水责之于脾，风水责之于胃。"黄水，其根起于脾，其状先从腹肿也"，"风水者，其根起于胃，其状先从四肢起，腹满大而通身肿也"。华氏虽未提供具体的治疗方法，但也从侧面反映了水肿的复杂与诊疗的困难。

进入隋唐以后，随着中原地区局势逐渐稳定，经济与文化的空前强盛，中医学也迎来长足的发展。对于水肿病的认识与研究，也渐而深刻。其中《诸病源候论》与《千金方》是代表著作。

巢元方在《诸病源候论·水肿病诸候》中首次从病机角度阐释了脾胃虚弱可导致水肿病，其论曰："肾者主水，脾胃俱主土，土性克水。脾与胃合，相为表里。胃为水谷之海，今胃虚不能传化水气，使水气渗溢经络，浸渍腑脏。脾得水湿之气，加之则病，脾病则不能制水，故水气独归于肾。三焦不泻，经脉闭塞，故水气溢于皮肤而令肿也。"胃为水谷之海，胃虚则不能传化水气，脾胃属土，肾属水，脾胃病则不能制水，故发为水肿。对于"水通身肿"、"风水"、"大腹水肿"、"身面卒洪肿"等水肿病证，巢元方皆归责于"肾脾俱虚"，因肾虚不能宣通水气，脾虚又不能制水。在对"二十四水候"的论述中，巢元方更为明确地指出"夫水之病，皆生于腑脏。方家所出，立名不同，亦有二十四水，或十八水……寻其病根，皆由荣卫不调，经脉痞涩，脾胃虚弱，使水气流溢，盈散皮肤"。可知水肿病与脾胃虚弱，关系大焉。惜巢元方未能提出对治的方药。

一代药王孙思邈总结了前贤论述水肿的理论与治疗水肿病证的经验，记录在《备急千金要方》中。其记载治疗水肿药方 49 首，20 余首含有白术。白术，《名医别录》言："主大风在身面，风眩头痛，目泪出，消痰水，逐皮间风水结肿，除心下急满，及霍乱吐下不止，利腰脐间血，益津液，暖胃，消谷嗜食。"书中明确记载白术具有"逐皮间风水"的作用，因为脾虚湿胜，则为水肿，而白术其气芳烈，其味甘浓，能振动脾阳，性温而燥，富含脂膏又能补益脾气。正如《本草求真》所言："白术味苦而甘，既能燥湿实脾，复能缓脾生津。且其性最温，服则能以健食消谷，为脾脏补气第一要药。"脾胃健则土厚，土厚则水得制，故白术是水肿病证必不可少之良药。

虽然晋唐之前，已有补土理念在以水肿为代表的肾系疾病上的运用，但从整体而言，水肿的治疗还是以泻法为主，倡导补土健脾胃的论述相对较为薄弱。这一点中医学家、文献学家丹波元坚在《杂病广要》中已明确总结，其言："水气[即水肿病证]之治，古方概用泻药而不及补法，自宋南渡后，创立扶脾之剂，迄至明清诸家，无一不主于调补者。顾古今时异，人之禀受有强弱之不同，非古人之略于补，而后人之嫌于泻也。"

第二节　肾系疾病补土理论的奠基期

宋金元各时期的社会制度不尽相同，但都比较重视医疗卫生，建立医疗机构，组织校正、编纂医书。北宋著名政治家范仲淹提出"不为良相、当为良医"的文人理想，对当时中医学的人才发展有明显的促进作用。文人从医的积极性和数量与日俱增，文人知医、习医成为风尚，因此儒医大批涌现，提高了医学队伍的整体水平，这是中医学发展与创新的重要基础。金元四大家的涌起，正是得益于这种良好的中医环境。金元四大家的中医学术理念各有特色，其理论极大地丰富了中医学体系。而李东垣（1180～1251 年）开创的"补土派"所倡导的理念与实践，对于肾系疾病的治疗尤有助益。

李杲是金元时期著名医家，师于张元素，后世又称其为李东垣，是中医补土学说的创始人。东垣十分重视脾胃在人身的重要作用，因为在五行当中，脾胃属于中央土，因此其学术派别也被称作"补土派"。李东垣学术思想的核心是"脾胃内伤，百病由生"。此尊崇《黄帝内经》"人以水谷为本"的宗旨，以"人以胃气为本"的思想为基础而进行发挥。李氏有云"欲人知百病皆由脾胃衰而生也，毫厘之失，则灾害立生"；"胃虚则五脏、六腑、十二经、十五络、四肢，皆不得营运之气，而百病生焉，岂一端能尽之乎"。对于水肿病，李东垣认为其产生多与脾胃不运、气虚水停有关。脾为后天之本，气血生化之源，主运化水谷精微，并通过气机推动水津布散，濡养脏腑及肢体筋脉。若因外邪或内伤损伤脾胃，导致脾胃虚弱，气机不畅，水湿聚而不散，或因荣气下流而乘于肾，湿气下流而闭塞，均能引起水肿。病在中焦，法当令上下分消其气。李东垣常用人参、黄芪、白术等健脾益气，实脾则能运化水液；此外佐以茯苓、防己等淡渗之品，行气利水。

南宋著名医家严用和（约 1200～1268 年）在《严氏济生方》中对水肿的认识与李东垣对水肿的观点颇为一致。其言："水肿为病，皆由真阳怯少，劳伤脾胃，脾胃既寒，积寒化水。盖脾者土也，肾者水也……小便不利，外肾或肿，甚则肌肉崩溃，足胫流水，多致不救。"他认为水肿病证的病因是真阳不足，劳伤脾胃，脾胃失去健运功能，而成水肿。病机关键在"脾胃"，故治疗之法，严氏首推"先实脾土"，因为"脾实则能舍水，土得其政，面色纯黄，江河通流，肾水行矣，肿满自消。次温肾水，骨髓坚固，气血乃从"。并制方实脾饮，治疗阴水水肿。药用：厚朴（去皮，姜制，炒）、白术、木瓜（去瓤）、木香（不见火）、草果仁、大腹子、附子（炮，去皮脐）、白茯苓（去皮）、干姜（炮）各一两，甘草（炙）半两。是方干姜、附子、草果仁温肾暖脾，扶阳抑阴，白术、炙甘草健脾补虚、扶土制水，使土实则水治，阳复则水化。寒水既停，三焦气滞，必兼行气利水，使气行水行，其效方捷，故又以厚朴、木香、大腹子、茯苓行气消胀、导水下行。又温燥渗利太过每易伤阴，更佐一味酸温的木瓜，敛阴护津，使水去而阴津不伤。诸药合用，使阳气复，运化健，气行水去，诸症自除。

自此之后的医家论治水肿病证，多遵循李东垣、严用和之法。例如，同是金元四大家之一的朱震亨（1281～1358 年）在《丹溪心法•水肿》中论述："水肿因脾虚不能制水，水渍妄行，当以参、术补脾，使脾气得实则自健运，自能升降运动其枢机，则水自行，非五苓、神佑之行水也。宜补中、行湿、利小便，切不可下。用二陈汤加白术、人参、苍术为主，佐以黄芩、麦冬、炒栀子制肝木……

随病加减，必须补中行湿。"朱氏明确肯定李、严二人的主张，认为水肿病证，必须以补脾土为主，并强调不能盲目以神佑丸（张子和方，甘遂、大戟、芫花、黑牵牛、大黄）攻下行水，观点十分鲜明。

对于水肿病证的病因病机，朱震亨分析道："夫人之所以得全其性命者，水与谷而已，水则肾主之，谷则脾主之，惟肾虚不能行水，惟脾虚不能制水，胃与脾合气，胃为水谷之海，又因虚而不能传化焉，故肾水泛滥，反得以浸渍脾土，于是三焦停滞，经络壅塞，水渗于皮肤，注于肌肉而发肿矣。"他认为肾虚不能行水，脾虚不能制水，是水肿病证的基础病机，且如若肾水泛滥，反克脾土，会加重脾虚。

对于单纯使用通利小便或发汗的方法治疗水肿，朱震亨亦明确反对。其论曰："腰以下肿宜利小便，腰以上肿宜发汗，此仲景之要法也。诸家只知治湿当利小便之说，执此一途，用诸去水之药，往往多死，又用导水丸、舟车丸、神佑丸之类大下之，此速死之兆。"因为"脾极虚而败，愈下愈虚，虽劫效目前，而阴损正气，然病亦不旋肿而至"。朱震亨认为治疗大法应该以大补中土脾胃为主，推崇以严用和的实脾散加减使用。

这一时期李东垣开创了补土医派，并把补土的理念运用到肾系病证的治疗上。同时期的严用和明确提出水肿病证的关键病机在脾胃虚寒，治疗亦当从补益脾胃展开。为后世以补益脾胃治疗以水肿病证为代表的肾系疾病，奠定了理论与实践基础。这种治法，被后世医家广泛运用。

第三节　肾系疾病补土理论的发展期

明清时期，经济快速发展，海运兴起，逐渐形成了以工商业为主的城市。文化的繁荣与经济的发展，为中医学的进步提供了理论装备与物质基础。这一时期名医辈出，各家学说争鸣。该时期对于补土理论在肾系疾病上的认识与运用，较前代的论述更为详尽。明清医家一方面继承李东垣补土学说，一方面结合个人临证经验，对此理论加以拓展。其中以薛己、张景岳、王肯堂、喻嘉言、张石顽、陈士铎等为该时期最有代表的医家。

在薛己之前，崇尚补土思想的有张元素、李东垣、王好古、罗天益等医家，人数不多。罗天益之后的一段时间更是再无传人，补土学派一度面临后继乏人的危机。直至明代，薛己私淑张元素、李东垣二人，补土学派才得以传承、发扬。

薛己围绕《黄帝内经》"治病求本"的治疗思想，将脾胃的虚损视作内伤杂病病机之"本"。其言："《内经》千言万语，旨在说明人有胃气则生，以及四时皆以胃气为本。"这与东垣之说是一脉相承的。薛己还提出了"大凡内因之症，属脾胃虚弱"、"人得土以养百骸，身失土以枯四肢"、"人以脾胃为本"、"人之一身，以脾胃为主"（《明医杂著》注）等鲜明的学术观点。他强调凡是内伤病证，都有脾胃虚弱的一方面，应该从温补脾胃立法。对于以水肿为代表的肾系疾病的治疗，薛己亦是多立足于脾胃而施以补中益气汤。《名医类案》载有薛己一则医案："薛己治儒者，痢后两足浮肿，胸腹胀满，小便短少，用分利之剂，遍身肿兼气喘。薛曰：两足浮肿脾气下陷也，胸腹胀满，脾虚作痞也，小便短少，肺不能生肾也，身肿气喘，脾不能生肺也，用补中益气汤加附子而愈，半载后因饮食劳倦，两目浮肿，小便短少，仍服前药顿愈。"患者痢后两足浮肿，小便短少，是明显的水肿病证，而用通利之法无效。薛己认为此病是因脾气下陷，治以补中益气汤加附子，很快治愈。薛己善用补中益气汤，是因为此方"诸药非寒非热，皆禀春温之气而可长万物者，以此滋养脾土……乃生长气血之要物"（黄履素语）。

张景岳虽以温补先天成名，但在论述水肿病证时亦强调后天脾土。《景岳全书·肿胀》有论曰："凡水肿等证，乃脾肺肾三脏相干之病。盖水为至阴，故其本在肾；水化于气，故其标在肺；水惟畏土，故其制在脾。今肺虚则气不化精而化水，脾虚则土不制水而反克，肾虚则水无所主而妄行，水不归经则逆而上泛，故传入于脾而肌肉浮肿，传入于肺则气息喘急。"他提出水肿标本在肺肾，而其制在脾土。因脾虚，土不制水，水反克土，水传入脾，则发为四肢浮肿的水肿病证。对于水肿病证的治疗，张景岳认为"惟薛立斋先生加减《金匮》肾气汤，诚对证之方也，余屡用之，无不见效，此虽壮水之剂，而实即脾肺肾三脏之正治也"。薛立斋对《金匮要略》中的肾气丸进行加减，即济生肾气丸，肉桂替代桂枝。治"脾肾阳虚，不能行水，小便不利，腰重脚肿，或肚腹肿胀，四肢浮肿"。可以看到，张景岳在治疗水肿病证时，补脾与补肾并重。

明朝中叶，一代名医王肯堂广泛收集历代医药文献，结合临床经验，以十年时间编著成《证治准绳》。这是一部集明以前医学大成的名著，为历来医家所推崇。在《证治准绳·水肿》篇章中，王氏荟萃历代医家对水肿病证的认识与诊疗经验，可谓"博而不杂，详而又要"。其言："水肿病者，脾失运化之职，清浊混淆，因郁而为水。脾土既病，肺为之子，而肺亦虚，荣卫不布，气停水积，凝聚浊液，渗透经络，涵流溪谷，窒碍津液，久久灌入隧道，血亦化水矣。"详细描述了从脾失运化，到肺失宣发的水肿病证发生过程。故王氏进而论述治肿必治湿，治湿必补土的治疗原则。其论曰："凡治肿，皆宜以治湿为主，所挟不同，故治法亦异。更宜清心经之火，补养脾土，火退则肺气下降而水道通，脾土旺则运化行，清浊分，其清者复回而为气、为血、为津液。"

如何治疗此种水肿病证？王氏详细列举了不同的证型及其对应的方药。若是大病后浮肿，此系脾虚，宜六君子汤加黄芪、芍药、木瓜、大腹皮等，间入五苓散；若是脾肺虚弱，不能通调水道者，宜用补中益气汤补脾肺，六味丸补肾；……若肾经阴亏，虚火烁肺金，而小便不生者，用六味地黄丸以补肾水，用补中益气汤以培脾土，肺脾肾之气交通，则水谷自然克化……因湿为肿者，煎防己黄芪汤，调五苓散等。内容详备，可师可法。

明末清初著名医学家喻嘉言在其医学著作《医门法律》中，专篇论述了水肿病证的病因、脉证与对治药方。对于水肿病证的病因，喻氏认为"三阴者手足太阴脾肺二脏也，胃为水谷之海，水病莫不本之于胃"。又言："若得脾土健运，子必救母，即在肝在肺在肾之水，脾土一旺，水有所制，犹不敢于横发。第当怀山襄陵之日，求土不委颓足矣。欲土宜稼穑，岂不难哉？夫水土平成，以神禹为师，医门欲平水土，不师仲景而谁师乎？"喻氏是研究《伤寒论》的著名医学家之一，对于张仲景学说极为推崇。故其论述水肿病证，颇受仲景重视中土的学术思想影响。对于水肿病证的治疗，喻氏在张仲景经方基础上，补充了实脾散、复元丹、导滞通幽汤、胃苓汤、消风败毒散、加减金匮肾气丸、调荣散、乌鲤鱼汤、防己散等有效药方。

张石顽，清初三大医家之一，堪称一代宗师，临床经验极其丰富，所著《张氏医通》卷帙浩繁，而叙述条理清晰，系统具体，为医家案头必备之工具书。该书收载了大量水肿病证的诊疗经验。张氏把水肿病证分为阴阳两类，阳水属实，阴水属虚，泾渭分明。而治疗阴水，不离补益中土脾胃之法。对于病后脾虚发肿，"只宜轻剂投之，如六君、五苓、理苓之类，俱可应用"。六君子汤、理苓汤（理中丸合五苓散）等皆是补益脾胃代表方剂；对于阴水，症见"脉沉迟，或细紧，遍身肿，不烦渴，大便自调，或溏泄，小便虽少而不赤涩"，张氏亦推荐实脾散加减。有一身惟面与足肿，早则面甚，晚则足甚的水肿病证，张氏建议苏子降气合除湿汤各半帖以服；病后腰脚浮肿，为有水气，张氏以胃苓汤加黄连治疗之。

妇人水肿病证有特殊两证：一是"经水先断，后至四肢浮肿，小便不通，通身皆肿，此血化为水，名曰血分"，此病是七情乖违，导致脾胃亏损，不能运化水湿所致，张氏根据其经验认为"最为难治"，建议用归脾汤送服椒仁丸，"虽然药物峻厉，但数日当效，如果畏惧而不用，有养病害身之患"；二是"若先小便不利，后至身面浮肿，经水不通者，血为水败也，名曰水分"，张氏建议用归脾汤送服葶苈丸。

张氏观察到，水肿病证脉象呈现"浮虚"、"沉细虚小"、"虚大"，是危险之兆，急当温补脾胃，或有一线生机，并附载此证医案加以说明："李士材治钱赏之遍体肿急，脐突背平，法在不治，举家坚请用药，以金匮肾气丸料大剂煎服，兼进理中汤，五日不效。乃以人参一两，生附三钱，牛膝、茯苓各五钱，小便忽通进食，计服人参四斤，附子、姜、桂各斤余而安。"

陈士铎是清代初期的著名医学家，上承家学，并广泛访求名医和民间治病经验，通过长期的临证实践，形成了具有鲜明风格的个人学术思想。他的著作中所体现的创新思想，最为后世学者称道。其医著《辨证录》一书中，特意设了一专篇以讨论水肿病证。其言："人有两足跗上先肿，渐渐肿胀至腹，按胀上如泥之可搏，小便不利，大便反结，此由土气之郁……人生脾胃之气健旺，则土能克水，而水自灌注于经络，两不相碍也。惟脾胃气虚，则土不能转输水精于上，而胃中之水积而不流，于是浸淫于表里、皮毛而无所不到也。"脾胃气虚，则土不能输水，水积泛于体表，则发为水肿。陈氏治以泄水至神汤，药用大麦须（二两）、茯苓（一两）、白术（二两）、赤小豆（三钱），水煎服。陈氏并言："一剂而腹必雷鸣，泻水如注，再剂而水尽泄无遗，不必三剂也。"陈氏解读此方时说："方中白术、茯苓健脾胃之土，又能通脾胃之气。则土之郁可解，土郁既解，力足以制水矣。况大麦须能消无形之水，赤小豆能泻有形之湿，合而相济，自能化水，直出于膀胱，由尾闾之间尽泻而出也。"

陈士铎善从五行生克角度，解析水肿病证，尤重视"土"与"水"的关系。例如，其论曰："夫土本克水，何为反致水侮？盖土虚则崩，土崩则淤泥带水而流缓，于是日积月累，下焦阻滞，而水乃上泛。脾胃之中原能藏水，然水过于多，则脾胃不能受，乃散布于经络皮肤矣。迫至经络皮肤不能受，势不得不流渗于皮肤之外，泛滥于一身""夫水症多是脾胃之虚，兹何以肺、肾之虚亦成水胀耶？不知肺虚必盗脾胃之气，而肾虚则不能生脾胃之气。二经既虚，则脾胃之气更虚，土难生金，而肺之气化不行，而肾之关门不开矣。于是水不能消而泛滥，一如水肿之病也。"诸多水肿病证议论，宗旨还在土虚，水反克之，金难生之。治疗大法亦是围绕脾土展开，故陈氏所创制治疗水肿的药方，如泄水至神汤、决水汤、消胀丹、冬瓜汤、二天同补丹、苓术汤等，多用大剂量的茯苓（二两）、白术（三两）健运脾土，直接制约肾水泛滥，且脾土旺则肺金可以发挥治节功能，通调水道，水邪自有出路。陈氏针对水肿病证的用药经验，极有特色，可资借鉴。

明清医家中，以补益脾胃法治疗水肿病证，似成定则。例如，有"医林状元"之称的龚廷贤在其医著《万病回春·水肿》中论说水肿病证时，言"水肿者，通身浮肿，皮薄而光，手按成窟，举手即满者，是水肿也。初起眼胞上下微肿如裹水。上则喘咳气急，下则足膝浮肿，大小便短涩不利，或大便溏泄，皆因脾虚不能运化水谷，停于三焦，注于肌肉，渗于皮肤而发肿也。治用健脾利水以为上策"。亦是赞同以健脾利水为法治疗此病证。他还进一步强调"大凡水肿者，宜健脾去湿利水也"。且提供了两首对治方药：一是实脾饮，药用苍术、白术、厚朴、茯苓、猪苓、泽泻、香附、砂仁、枳壳、陈皮、大腹皮、木香等；二是加减胃苓汤，药用苍术、陈皮、厚朴、猪苓、赤茯苓、泽泻、白术、大腹皮、神曲、甘草、山楂、香附、木瓜、槟榔、砂仁等。两方皆是遵循健脾利水的原则。在其另一本医著《寿世保元》中，龚氏还补充了治疗水肿病证的多首方剂，其中有行湿补中汤与加味补中益气汤，前者药用人参、白术、白茯苓、苍术、陈皮、厚朴、黄芩、麦冬、泽泻；后者药用黄芪、人参、白术、白茯苓、陈皮、柴胡、升麻、白芍、当归、萝卜子、厚朴、甘草、枳实。两方皆是李东垣的名方加减，皆以补益脾胃为主。龚氏自撰的按语说："[加减补中益气汤治疗水肿病证]其效如神，此症多因脾肾虚弱，治失其宜，元气复伤而变症者，非此药不能救也，必以补中益气汤，早晚兼济，可收全功矣。"可见，龚氏以补益脾胃法治疗水肿病证，颇具经验心得。

清代一代名医叶天士（1666～1745 年）论治水肿病证，亦基于补益中土法。叶氏的著作虽未见关于水肿病证的专篇研究，但在《临证指南医案》中，有不少叶氏诊疗水肿病证的经验记载。例："某（三七）肿胀由足入腹，诊脉细软，不能运谷，当治少阴太阴。"叶氏药用：生白术、厚朴、茯苓、淡附子、淡干姜、荜茇。又如："王，髀尻微肿，小腿下肿甚，乃腑阳不行，病甚于暮，宜辛香通其经腑之郁。"叶氏药用：生白术、炮川乌、北细辛、茯苓、汉防己、川独活。从叶氏治疗水肿病证可以看出，这位医家也非常重视脾胃。

叶氏之后的温病学家吴鞠通（1758～1836 年），虽然以善治温病闻名，但《吴鞠通医案》亦记载了不少治疗水肿病证的医案。如："福，二十四岁，初因爱饮冰冻黄酒，与冰糖冰果，内湿不行，又受外风，从头面肿起，不能卧，昼夜坐被上，头大如斗，六脉洪大，先以越婢汤发汗。肿渐消，继以调理脾胃药，服至一百四十三帖而愈，嘱戒猪肉、黄酒、水果。"患者因过食冷物，加受外风，发为水肿。吴鞠通先以越婢汤发越水气，后期以调理脾胃药（具体药物不明），巩固疗效，这种诊疗顺序值得效法。又如一案："周，十八岁，肿从头面起。麻黄（六钱，去节）、杏仁（五钱）、炙甘草（三钱）、生石膏（一两）、桂枝（三钱）、苍术（三钱）。服一帖分三次，汗出不至足，次日又服半剂，肿全消，后以理脾全愈。"此水肿病案的整体治疗次序与前案如出一辙，先治以越婢加术汤加味，后以理脾之法巩固。这些医案体现了吴鞠通在水肿病证诊疗过程中对脾胃的重视。

嘉庆道光年间江苏名医何书田（1774～1837 年），在其所著的《簳山草堂医案》一书中，同样记载了很多水肿病证的医案，且治疗大法不离健运脾胃。示举一例如："经阻数月，周体肿胀，面黄而浮，脉沉而微。此脾阳不振，非浅恙也。"何氏治以"制附子、炮姜炭、法夏、秦艽、茯苓皮、五加皮、炒白芍、生白术、炒苡仁、陈皮、冬瓜皮"。又如："劳力伤脾，脾虚则寒湿下注，而浮肿矣。"何氏治以"桂枝、半夏、防己、陈皮、泽泻、白术、生薏苡仁、五加皮、茯苓皮、生姜皮"等，这些医案皆是从健运脾土立法用药。

明清时期诸多医家已广泛使用补益脾胃法治疗水肿病证，积累了大量成熟的有效经验。在治疗肾系疾病的补土理论研究方面，明清时期医家较之前代医家，亦多有发挥和创新，故本期可视为肾系疾病补土理论的发展期。

第四节　肾系疾病补土理论的成熟期

鸦片战争之后，现代医学传入中国，洋人开始来华兴办医疗机构。洋医"技法新奇"逐渐受到追捧，对传统中医学产生了冲击。在北洋政府"教育系统漏列中医案"与南京国民政府卫生部通过"废止中医案"等中医面临废止的背景下，一部分中医学人，以中医前贤为例，继续传统的学习与研究；一部分中医之士，尝试吸取西医之长，为中医所用，以求汇通中西两种医学。前者以孟河学派为代表，活跃在民国之前；后者以中西医汇通学派为代表，活跃在民国至新中国成立前。在这个时期，对肾系疾病补土理论的认识与实践，也向着这两种不同的发展方向前进。

孟河医派是江苏医家一大流派。开始于明末清初，晚清（鸦片战争之后）道光、咸丰、同治年间，孟河名医云集，经验成熟，学术思想逐渐形成，正如丁甘仁在《诊余集》序中所说："吾吴医家之盛甲天下，而吾孟河名医之众，又冠于吴中。"孟河医家学术源于《素问》《灵枢》《伤寒论》《金匮要略》等中医经典，对秦汉后各家著述也并皆参照，用其长而化其偏，师古而不泥古，这一点在肾系疾病的诊疗中得到了充分体现。

费伯雄（1800～1879年）作为孟河医派的奠基人，以善治内伤杂病著称。他对治疗以水肿为主要症状的肾系疾病，亦有很丰富的经验。在其代表医著《医醇剩义·水胀》中提到："经曰：目窠上微肿，如新卧起之状，其颈脉动，时咳，阴股间寒，足胫肿，腹乃大，其水已成矣。以手按其腹，随手而起，如裹水之状，此其候也。盖上既目肿，下又胫肿，中则腹大，水气已遍行周身，此必中州脾胃先败，土不胜水，日积日甚，泛滥不收。"费氏简明扼要地指出水肿病证的病因在于"此必中州脾胃先败，土不胜水，日积日甚"。故自制消阴利导煎（当归 2钱，茯苓 3钱，白术 1钱 5分，广陈皮 1钱，厚朴 1钱，肉桂 5分，附子 8分，木通 1钱 5分，大腹皮 1钱 5分，牛膝 1钱 5分，泽泻 1钱 5分，车前 2钱，鲜姜皮 1钱，苡仁 1两）以治疗此病证，方中肉桂、附子为消阴之主药，以茯苓、姜皮、大腹皮、泽泻、车前、苡仁、木通为利导之主力，以当归、白术、广陈皮、厚朴顾气血而调脾胃，这充分体现了费氏所主张的"醇正缓和"的特色。

费氏之后的医家马文植（1820～1903年）继承了费氏治疗水肿病证的理念，并应用于临床实践中，在《马培之医案》中记载："某，三疟未痊，遍身浮肿，脐突腰平，食少作胀。脾土大伤，水甚侮土，证属不轻。"马氏治以腹皮、益智仁、冬瓜皮、茯苓皮、茵陈、椒目、附子、生姜、大枣。投药三剂，浮肿稍退，原法调治，更加苍术、白术、泽泻、陈皮等。此证是因脾土大伤，故治疗大法需以健运脾土为主，首诊以茯苓皮、附子、生姜、大枣等补土运土，二诊更加苍术、白术等，增强补脾力度。

除了孟河医家之外，亦有其他派别的医家从脾胃的角度治疗水肿病证，如晚清陈廷儒撰于1897年的《诊余举隅录》中言："内为胀，外为肿……而一症中，又有阴阳虚实新久之殊。治法总以健脾为主。"书中并举自己的一例诊疗医案以说明之："丙中秋，余客部门，有罗某患水肿半年，转重转剧。余治之，用五皮饮加白术等味，补益而愈。丁酉夏，余客天津，吕鹤孙别驾患水肿症，初从腹起，继则头面四肢皆肿。余切其脉，浮举缓大，沉按细弱，知是脾虚湿侵，用黄芪建中汤、理中汤、五皮饮、五苓散加减治之而愈。"医案后文中总结道："盖治水之法，如治河然，既补虚以厚其堤，复泻实以导其流，水自安澜，无虞泛溢矣，后承是方，随症轻重缓急治之，月余而痊。""补虚（健脾）以厚其堤，泻实以导其流"正是自古医家诊疗水肿病证的不二法门，陈氏对于应用补土理念治疗以水肿为主要症状的肾系疾病作了点睛般的总结。

民国以后，现代医学飞速发展，中医的开明之士鉴于现代医学不可比拟的优势，尝试汇通中西医学。这一时期，《皇汉医学》丛书的引进，让国内医家得以了解日本中医学家的研究动向。下文仍以水肿病证为例加以说明。

日本汤本求真先生的《皇汉医学》（实际书写在 1927 年，翻译于 1928 年），记载有汤本求真先生对一则医案的评语："《建殊录》曰：某僧一身肿胀，小便不利，心中烦闷，气息欲绝，脚尤濡弱。一医作越婢加术附汤饮之，数日无效。先生诊之，按至少腹，得其不仁之状，乃与八味丸。一服心中稍安，再服小便快利，未尽十剂而痊愈。求真按：此病恐系慢性肾炎，余亦于此证而烦热不堪病者，与本方而得速效者矣。"

可以看到，汤本求真先生首次将中医的水肿病证与现代医学的肾炎联系在一起。汤本求真先生的弟子大塚敬节在《中医内科医鉴》（书书写在 1933 年）一书中，更为明确地将"浮肿水肿"与"肾脏炎"相联系。在此书第二十九章"肾脏炎"一节中，大塚敬节先生在论述肾脏炎的原因、症候、疗法后，提出"可从证选用'症候与治方'第九章'浮肿水肿'条下所揭载之方剂"。

《中医内科医鉴》"浮肿水肿"条目下，转载和田东郭之论，曰："水肿有虚实，然实肿之病，亦起于脾胃之虚，故不可用攻利之剂致损脾胃，用之不特无益于病，且损人实甚，此层尤为治疗水肿者所宜深戒。"并以自己的教训为例，阐释说："余往年未能深考此因，凡遇满肿之症，必用巴豆、甘遂、桃花、牵牛之类，逞肆泻下，在病者甚感苦恼，而全治之效甚稀……于是更博读古人方籍，始了悟其病因，于是更而取舍其方法，征诸病推其实效，乃知取用方药，至为简约，而与无数之症相应，纵横施治，至今已五年于兹矣，除极虚之症不验外，竟施无不效者焉，总之水肿在小水不利者，从大便泻下亦不益，须勉力用对症之药以通其小水为要。"和田氏在《导水琐言》中提供实脾药方——分消汤。药用白术、茯苓、猪苓、泽泻、大腹皮、橘皮、厚朴、枳壳、砂仁、香附、木香、甘草、生姜，是方亦以补益中土脾胃，行气化湿为法。

大塚敬节先生提出自身诊疗水肿病证（肾脏炎）的经验：诉头痛、头重、耳鸣、心悸、眩晕、颜色苍白、尿利减少、手足厥冷者，予当归芍药散。并言："予用此方，曾消失蛋白。"若是患者眩晕甚，可予苓桂术甘汤合方；妇人诉腰脚冷痛者，予肾着汤合方；如有胃膨满，食欲不振者，可予茯苓饮；有头重、不眠、心悸、眩晕等之神经症状者，可予苓桂术甘汤或半夏厚朴汤合方。多是实用的经验之谈。其虽未言从补益脾胃论治肾系疾病，但观先生常用药方，如当归芍药散、苓桂术甘汤、肾着汤、茯苓饮等，皆是立足补益脾胃展开治疗。

这种中西医汇通式的研究与实践，给肾系疾病补土理念注入了新的活力，对当时的中医学者，影响甚大。如祝味菊、杨则民等汇通医派医家，亦多采取这种研究模式。

祝味菊先生一则医案：张先生，老年，大华医院。一诊。症状：肤浮、溲血、消化不良、呃逆、神衰、脉细沉。病理：肾水肿，阳失健运，脾运不良，横膈膜相挛，肾气不能摄纳。病名：水肿虚呃逆。当予温中降逆。处方：生白术，丁香，生牡蛎，茯苓，柿蒂，桂枝，旋覆花，半夏，干姜，代赭石，泽泻等。此案有明确的现代医学病名——"肾水肿"，并留意到患者有"尿血"，这是中医前贤诊疗水肿病证忽略的地方。祝氏能观察记录在案，得益于自己所掌握的现代医学知识。难得可贵的是，对于此病的病理分析，祝氏认为是"脾运不良，横膈膜相挛"导致的"肾气不纳"。治以温补脾胃降逆之法。现代医学的优点在于明确诊断，中医的优点在于治疗，此案祝氏融中西医优点为一炉，颇有创举。

近代名医杨则民（1895～1948 年），对于以水肿病证为代表的肾系疾病，做了相对完整的中西医汇通式研究，对肾系疾病补土理念的实质，亦作了相对明晰的诠释。针对古代中医先贤运用健运中土脾胃法治疗水肿病证的经验，杨氏从现代医学方面给予了阐述，认为"古人以脾与肌肉相结合而诸湿肿满又归之脾，其治水也不曰利尿而曰渗湿，然则古人之脾即今肌肉间之组织细胞，古人之湿即停留于组织细胞间隙之水份也"。对于健脾利湿的中药如白术、茯苓、大麦根、玉米须之类，杨氏认为"其医治作用，是促进组织之分泌"，可备参考。

在这中西医纷争的时期，值得一提的是北京名中医陆仲安（1882～1949 年）以大剂量黄芪、党参治愈胡适先生的肾炎医案。1920 年 8 月底（31 日）胡适先生因劳累过度而发下肢水肿，严重到不能行走。1923 年刊登在《中华医学杂志》的"肾脏炎及糖尿病之中药疗法"详细记载了胡适先生此次的病情及诊疗过程。其载言："新文学巨子胡适之先生患肾脏炎症，尿中含蛋白质，腿部肿痛，在京中延西医诊治，不能见效。"遂于 1920 年 11 月 18 日邀请陆氏与其诊疗。陆氏首诊的诊断和药方如下：脾肾两伤，足跟痛，腿浮，两尺脉浮，补肾理脾。生芪四两，云苓三钱，泽泻三钱，木瓜三钱，西党三两，酒苓三钱，法夏三钱，杭芍三钱，炒于术六钱，山萸六钱，川夕三钱，甘草二钱，生姜二片。陆氏后来又开了七次药方。1921 年 1 月 11 日将黄芪加至半斤，党参加至六两。此后陆氏在 2 月 12 日和 2 月 21 日又开了两次处方，这时胡适先生的病基本痊愈，遂停药。3 月 30 日胡适先生为陆氏的藏画《秋室研经图》题跋表达感谢。观胡适先生病情，现代医学明确诊断是肾脏炎；其主症是腿部浮肿，小便不利，中医诊断为水肿。陆氏从补土制水角度出发，以大剂量黄芪、党参健运脾胃，利水消肿，而病得速愈。这是补土理论在肾系疾病运用的成功医案，给予当时的中医界莫大的鼓舞。

这一时期，在现代医学的冲击下，中医学界奋发图强；或在传统基础上，进一步完善，走向成熟；或结合现代医学的优点，以期中西医汇通。这一时期的肾系疾病补土理论，也呈现出了这种特点，可视为肾系疾病补土理论的成熟期。

第五节　肾系疾病补土理论的创新期

新中国成立后，国家重视中医，改变了国民党统治时期单纯依靠西医西药，压制中医中药的卫生政策。在 1950 年 8 月召开的第一届全国卫生会议上，中央政府确立了"面向工农兵，预防为主，团结中西医"的卫生工作基本原则。加强中医政策教育，为中医发展营造良好的氛围。1960 年全国中医学院统一教材正式出版，形式上主要表现为病因分类、病机分类等相结合的分类方法对内科疾病进行分类。后各中医家逐渐开始认识到肾系疾病的主要症状是水肿，并于 1984 年在五版教材内科疾病按脏腑分类时将水肿归属在肾系病证中。我国中医药事业在国家政府的支持下，百花齐放，百家争鸣，中医肾病学更是得到了空前的发展，各中医大家纷纷著书立说，开坛讲学，诸多医家对中医水肿与肾病进行了探讨与研究，可视为肾系疾病补土理论的创新期。现对补土理论有所阐述者列举其中代表。

邹云翔作为我国中医肾病学宗师，是中医肾病学科的奠基人，奠定了中医肾病学科发展的基础。邹老在其著作《中医肾病疗法》中就明确指出肾脏病最主要的特征是水肿，并在继承前人的基础上对祖国医学中肾的生理机能，肾炎的病因、治疗和预防等方面进行发挥阐述，认为现代西医学的急性肾脏炎相当于《金匮要略》里所谓风水，治当表里两解；亚急性肾水肿、肾变性期肾炎即中医所谓皮水、里水。此外，他认为慢性肾脏病都是内伤，伤甚为虚，虚极为劳，最严重的即为虚劳，创新病名提出"肾劳"。因此，邹老指出各种慢性肾炎中医治法都用补气养血化瘀温肾。除强调维护肾气外，还注重保护胃气，反对使用败伤胃气之方药。认为肾脏受到损伤时肾脏血流循环不畅，食饵通气之品可以宣瘀行血，使血液循环旺盛。常嘱在春天可啖鲜荸荠、在冬天可啖鲜萝卜以祛滞行气，帮助药物消肿利水，有相当的效果。在肾炎水肿的治疗方面，邹老认为调整肺、脾、肾是治疗肾性水肿的关键，常用五法：疏风宣肺利水法，补气健脾利水法，补肾温阳利水法，活血化瘀利水法，疏滞泄浊法。其中，邹老认为百病以胃气为先，因为脾胃为后天之本，生化之源，脾胃之强弱，关系肾脏功能之盛衰，治疗尤重抓住脾胃，使中土健旺，肾气充沛。此外，值得一提的是，第五法是邹老于 20 世纪 60 年代末发现西医滥用激素治疗肾病造成毒副作用现象而创的治肾法，常用方药以越鞠丸加减，是补土理论的进一步完善与发展，是中医治病联系实际、与时俱进的表率。

在邹老的"肾劳"后，任继学勤学苦思，提出急性肾风、慢性肾风、肾衰病、水毒证等新病名，充实了中医肾病病名的内涵，并认为水肿病机核心为"三焦决渎，精液不通，水令却行者"。精液者，分先天之精、后天之精。先天之精始于父母，为生命之本；后天之精，源于水谷。动植物的五味入胃，经脾胃运化，注入小肠，而小肠为受盛之官，将五味化生精微，经小肠受盛之功，又借脾的传输能力和肝的输泄之能，注之入血，灌注全身而为内外生理之用。任继学认识到此类水肿病，是津液亏乏，法宜"精不足者，补之以味"，故常取鲤鱼汤治之也。用其"味归形、形归气、气归精、精归化"之理，补精利水，以变其质，消除肿胀，此又为后天养先天，先天济后天之理。总之，任继学在中医治疗肾病水肿方面另辟蹊径，从另一角度体现了补土理论在水肿病中的应用与发展。

同样以食疗方法健脾补气治疗慢性肾脏病的医家还有岳美中老先生。岳老在治疗小儿慢性肾炎迁延不愈时，认为幼儿体质娇脆，脏器未充，久服中西药品，补多则壅滞，攻多则催伤，而不服药又无以愈病，唯觉谷气可以养人，处以黄芪粥[生黄芪 30g，生薏苡仁 30g，赤小豆 15g，鸡内金（为细末）9g，金橘饼 2 枚，糯米 30g。先以水 600ml，煮黄芪 20 分钟，捞去渣，次入薏苡仁、赤小豆，煮 30 分钟，再入鸡内金、糯米，煮熟成粥。作一日量，分两次服之，食后嚼服金橘饼 1 枚。每日服 1 剂]，收到满意疗效。

作为中医肾病学奠基人之一的张大宁教授，在 20 世纪 80 年代，主编了我国第一部《实用中医肾病学》和《中医肾病学大辞典》，科学、严谨地规范了"中医肾病"的概念、范围及辨证论治的基本规律，使中医肾病学从中医内科学中科学地分离出来，形成一门独立、系统完整的中医临床学科，并指出慢性肾脏病临床常以不同程度"水肿"为主要症状，属于中医学"水肿"范畴。张教授认为肾虚血瘀是一切慢性疾病之共同证候特点，而肾病水肿的病机为肾虚、血瘀、水湿内停，即肾虚为本，血瘀、水湿为标，最后导致水瘀互结，在整个发病过程中，肾虚血瘀、水湿往往互相作用，所以水肿顽固难消。

气为血之帅，气行则血行、津行，张教授非常重视"气"的调节作用，治疗肾病水肿时益气与行气并用，其中益气多重用黄芪，行气多用柴胡。肾病水肿严重者虽然周身浮肿、胸腔积液、腹水并存，但是鉴于其发病为本虚标实，故用药不可攻伐太过，所以张教授不用甘遂、芫花、大戟等峻下逐水之品，多选用白术、陈皮健脾燥湿，茯苓健脾渗湿，茯苓皮、桑白皮、槟榔、大腹皮等行气、利水、消肿之品。

随着中医药事业发展需求的增加，为增进中医药行业竞争力，建设规范中医肾病重点专科势不可挡。邵朝弟作为全国中医肾病重点学科学术带头人，先后完成了《中医病证分类与代码》等国家标准的制定，并带动了临床诊疗规范建设。1998 年出版《中医病证诊疗常规》，对水肿等病证的诊断和治疗进行规范。2003 年制定慢性肾衰竭、肾病综合征、慢性肾炎的诊疗方案，经过反复修订，已成为国家中医药管理局"内科疾病中医、中西医结合治疗指南"的一部分。

邵老既精通仲景学术，又对各家学说研究颇丰。就国内治疗肾病的情况来看，中西药合用治疗肾病，目前已成为肾病治疗的主流方向。其中，激素是治疗慢性肾脏病的首选药物。但是，水肿作为慢性肾脏病主要表现，在激素的攻击下水肿之势不减，并会出现浮肿的激素副作用。中医认为外源性激素为燥热之剂，邵老勤求古训，博采众长，用朱震亨滋阴之法治疗肾病综合征，方用六味地黄丸加减；将李东垣甘温补脾法用于慢性肾脏病之蛋白尿，均取得满意疗效。

现代中医肾病医家认识到长期使用激素、利尿剂终将戕伐脾胃，况且肾病病情绵延，久亦伤脾胃。脾无以为胃行其津液，故化源不足，久而久之，病穷及肾，阴损及阳，正气亏乏，导致脾失转输，肾失封藏，精微渗漏于下。对此证，应注意健脾益气，调整脾肾功能。如中医大家郭维一、邓铁涛、裘沛然、龚丽娟、李振华、任应秋、赵纪生、张琪、肖相如等均是健脾利水的推崇者。加之现代药理学研究的深入，人们发现黄芪具有消除蛋白尿、增强机体免疫力、降压的作用，对肾衰竭肾炎的患者，黄芪更是能降低血清尿素氮及肌酐水平，提高组织的抗缺氧能力、肾小球滤过率和肾脏的代偿能力，保护和改善残存肾单位。许多肾病中医家结合"肾为先天之本，脾为后天之源"之说，主张大剂量用药，如郑新教授临证时黄芪最大用量可达 150g，张大宁教授主张用大剂量的黄芪 90~120g。

与国内大部分学者不同，聂莉芳教授强调肾性水肿分为肾病型水肿与肾炎型水肿。肾病型水肿的相关性指标主要有 24 小时尿蛋白定量≥3.5g，以及血浆白蛋白<30g/L。非肾病型水肿的肾性水肿即为肾炎型水肿。其中，调理脾胃利水法尤适于肾病型水肿患者，又考虑慢性肾脏病患者多见气虚，气虚常伴见阴虚，故在补气方面一般选用生黄芪，且不主张大剂量使用黄芪，认为大剂量黄芪有壅中、敛邪留寇之弊，对于运用激素治疗的患者更易助火伤阴。这又是补土思想的另一创新。

第六节　肾系疾病补土理论的小结

晋唐之前《黄帝内经》、《中藏经》等中医典籍，不乏对肾系疾病补土的理论阐述。以张仲景、葛洪、孙思邈为代表的中医先贤，在治疗以水肿为代表的肾系疾病上，已运用补土理论。但整体上，补土健脾胃的治法比较薄弱，故可视为肾系疾病补土理论的萌芽期。宋金元各时期，名家辈出，尤其补土学派的形成，为肾系疾病补土奠定了理论基础。同时期中医学家严用和明确提出水肿病证的关键病机在脾胃虚寒，治疗亦当以实脾饮，为后世以补益脾胃治疗以水肿病证为代表的肾系疾病，奠定了实践基础，是为肾系疾病补土理论的奠基期。明清时期，得益于良好的社会条件，中医学快速发展。诸多医家，广泛运用补益脾胃法治疗水肿病证，积累了大量的成熟的有效经验。他们一方面继承李东垣脾胃学说；一方面结合个人临证经验，对此理论加以补充，是为肾系疾病补土理论的发展期。1911年至今，中医肾病学蓬勃发展，或在传统基础上，进一步完善肾系疾病补土理论，走向成熟；或结合现代医学的优点，以期中西医汇通，是为肾系疾病补土理论的成熟期。尤其新中国成立以来，中医药事业在国家政策的支持下，百花齐放，百家争鸣，诸多医家从不同角度，对肾系疾病补土理论进行深入实践与研究，是为肾系疾病补土理论的创新期。

第二章 补土理论与肾系疾病

第一节 脾与肾的生理病理关系

中医认为，肾为先天之本，主藏精，主水，主纳气，主生殖，主骨生髓；脾为后天之本，主运化，主升清，主统血，主四肢肌肉。脾与肾，先后天互根，精气血互生，生理上密切相关，病理上又相互传变，脾肾同病，或脾病及肾、肾病传脾。二脏关系主要有以下几方面：

一、先天与后天

脾肾的先后天关系在《黄帝内经》论述中已经开始有涉及。《医宗必读》明确提出"脾为后天之本，肾为先天之本"。脾与肾之间的关系优先表现在先天与后天互生互助，脾肾两脏先后天互根、精气互生。从肾系疾病的病机及发病特点来看，脾主运化、肾主封藏，可以相互影响、相互传变，既可以出现脾病及肾，也可以出现肾病传脾。尤其是疾病发展到后期，可以导致脾肾同病。体现在治疗上可以脾肾同治，如补先天而实后天，或假后天而济先天，也可脾肾双补、先后天并重。

肾系疾病日久必然导致肾精气不足，甚至一些患者先天肾气就不足。补土法调补脾胃，可以通过补后天以滋养先天，使肾气足，肾主水和肾藏精功能得到提高，疾病得以痊愈或好转。

二、脾肾与气血化生

脾胃为气血生化之源，肾主藏精，精中生气，气中生精，二脏在生理上相互资生、相互促进。明·张景岳《类经·卷十五》云："然水谷在胃，命门在肾，以精气言，则肾精之化因于脾胃，以火土而言，则土中阳气根于命门"；"精能生气，气能生精"；"精之与气，本自互生"。肾所藏精气，全赖后天水谷精微所化生气血的充养，方能生生不息，不致匮乏。同时，脾之化生气血，又须依赖肾阳之蒸化温煦，故有"脾阳根于肾阳"之说。此外，脾主统血，肾主骨生髓，髓生血，精血互源，精气互生，精、气、血相互资生、相互影响。《景岳全书·虚损》云："或先伤于气，气伤必及于精；或先伤其精，精伤必及于气。"所以精、气受伤均会伤及彼此。

《素问·灵兰秘典论》云："脾胃者，仓廪之官，五味出焉。"肾系疾病肾脏受损时，可以通过补土调补脾胃法进行治疗，以期补气血以资肾精。此外，脾主升清，清气下泄时调补脾胃可使清气上升，精微物质不致外出，精气得固；脾主统血，肾络受伤或气不摄血导致血液不循常道时，调补脾胃生化气血，血得以统摄，气血更旺。

三、脾肾与水液代谢

《素问·经脉别论》有"饮入于胃，游溢精气，上输于脾，脾气散精，上归于肺，通调水道，下输膀胱。水精四布，五经并行"的论述，《素问·水热穴论》也有"肾者，胃之关也，关门不利，故聚水而从其类也。上下溢于皮肤，故为浮肿。浮肿者，聚水而生病也"的论述，高度概括了人体水液代谢的基本过程，由肺脏的输布、脾脏的运化、肾脏的主管、三焦和膀胱的气化共同完成体内正常的水液代谢。脾肾二脏共同参与了水液代谢，如脾的运化失司，则不能克制肾水而致水液泛滥；如肾不化气，造成水气不行，水液内停，困阻脾胃，导致脾失健运。由此可见，脾肾之中任何一脏有病，除本脏的功能失职外，还可影响到它脏，互为因果。

《景岳全书·肿胀》说："凡水肿等证，乃肺脾肾相干之病。盖水为至阴，故其本在肾，水化于气，故其标在肺，水惟畏土，故其制在脾。今肺虚则气不化精而化水，脾虚则土不制水而反克，肾虚则水无所主而妄行，水不归经，则逆而上泛，故传入于脾而肌肉浮肿，传于肺则气急喘满。"肾系疾病中水液代谢异常是常见的病理过程，通过调补脾胃可以运化水湿，达到水液代谢恢复正常的目的。

第二节　补土理论在肾系疾病中的具体运用

补土理论内容丰富，在临床具体运用时可通过益气温中、健脾和胃、清热养阴、祛湿泄浊、升清固摄等不同治法来治疗肾系疾病。

一、益气温中法

肾系疾病多病程绵长，久病致虚，病程愈久，虚损日重。《素问·玉机真脏论》云："脾为孤脏，中央土以灌四傍"、"五脏者皆禀气于胃，胃者五脏之本也"。脾为先天之本，肾为后天之本，先后天之间相互资生，在肾系疾病中，脾胃之气受损尤为常见，气损及阳，日久可见脾阳虚。临床表现为极度乏力，气短，面色萎黄无华，自汗，脘腹胀满，甚则手足不温，形寒，大便溏薄等。

益气温中法是通过补脾气、温脾阳的方法来恢复中焦脾胃功能，运转中轴的治法。益气温中法包括益气法和温中法。益气法即补脾气，用于肾系疾病中辨证为脾气虚所致乏力、气短、面色萎黄无华等不适，常用药物为人参、党参、黄芪等。温中法即温脾阳，用于肾系疾病中辨证为脾阳虚导致的患者手足不温、畏寒、完谷不化、腹泻等表现，常用药物为干姜、肉桂、高良姜等。气损日久阳亦不足，所以益气和温中又常常合用。

二、健脾和胃法

脾胃为气血津液生化之源，为精气升降运动之枢纽，脾胃一病，百病乃生。《素问·奇病论》曰："有病庞然，如有水状，切其脉大紧，身无痛者，形不瘦，不能食，食少……病生在肾，名为肾风。肾风而不能食……"《伤寒论·平脉法》又曰："关则不得小便，格则吐逆。"肾系疾病中脾失健运、胃失和降的病机十分常见，临床表现为纳差、恶心、呕吐、腹胀、苔白腻、大便不调等。

健脾和胃法是通过健脾和胃的方法来恢复脾运化、斡旋中焦的治法。用于肾系疾病中辨证为脾失健运所致纳差、腹胀、大便不通等不适，胃失和降所致恶心呕吐、嗳气吐酸、胃脘胀满作痛等。常用健脾药如茯苓、山药、芡实、党参、白术等，常用和胃药有橘皮、枳实、枳壳、木香、厚朴等。

三、清热养阴法

《素问·逆调论》云："肾者水脏，主津液。"肾脏开阖失司，水液代谢失常，水湿内停，病程绵长，久郁成热，酿生湿热。一方面，肾系疾病常用清利燥湿方法，易伤津耗液而致阴伤；另一方面，慢性肾脏病患者如长期服用激素类药物，加之机体浊毒损耗脾阴，久之则造成脾不能为胃行其津液，运化失司出现脾胃阴虚兼有内热之征象，常表现为胃脘隐痛绵绵、恶心欲吐、饥不欲食、呃逆等症状，还可出现口中臭秽、口干等症状。

清热养阴法是通过清内热、滋胃阴的方法养胃补阴的治法。用于肾系疾病中里热兼合阴虚情况，常用药物有生地黄、熟地黄、天冬、麦冬、石斛、沙参、玉竹等清热养阴之品，甚至要用到黄芩、黄连、茵陈蒿、金银花、蒲公英、白花蛇舌草、积雪草等具有清热功效的药物。

四、祛湿泄浊法

《素问·上古天真论》云："肾者主水，受五脏六腑之精而藏之。"水液代谢异常是肾系疾病常见的病理，水湿内停是常见证候，临床表现为肢体浮肿，小便不利，或腹大痞胀，身体困重，舌淡胖，苔白滑，脉濡缓等。

祛湿法是通过健脾渗湿、健脾化湿的方法祛除体内水湿的治法，用于肾系疾病水湿内停，常用药物有茯苓、白术、法半夏、陈皮、生姜等，临床运用时常配合益气、清热、活血、补肾等治法。

湿浊是肾系疾病发展到中后期的病理产物，因为脾失健运、肾不主水而产生，湿浊内蕴，困阻脾胃，气机不畅，运化失司，进一步促进疾病进展，影响人体健康。《黄帝内经》云："清阳出上窍，浊阴出下窍。"脾土失健运，湿浊内困，不出下窍反走于上，故可见面色晦浊，舌质厚腻，口中臭味，头晕，甚至谵妄、昏迷；浊毒阻于上焦，气机不利，可见胸闷、心悸、气促，湿浊困于中，则见恶心、呕吐、纳呆、腹泻或便秘；浊毒阻下焦，脾不能升清，肾的封藏、气化功能易失调，故见尿少或尿闭或小便清长；阴精下陷，形成尿浊，而浊邪无法下泄，精微物质无以藏蓄而耗损，故《灵枢·口问》云："中气不足，溲便为之变。"现代研究表明，患者肾功能不全时，有毒物质不能经肾脏代谢蓄积体内，相当于中医"化生湿热、浊毒"，影响脾胃功能；肠道病变时致病菌和内毒素增多，肠黏膜免疫屏障功能异常，肠道通透性增大，大量有毒物质进入血液，即湿、浊、瘀等病理产物淤积，影响肾的功能[1]。湿浊内停，弥漫三焦，蕴结肠胃致腑气不通。

泄浊法是通过通腑泄浊的方法祛除浊邪的治法，用于肾系疾病湿浊内停的情况，常用药物有大黄、大黄炭等。常用含有大黄的中药煎剂以通腑泄浊，开启脾胃，促使浊毒排出体外，祛邪以安正。《神农本草经》云："大黄味苦、性寒，主破瘕积聚，留饮宿食，荡涤肠胃，推陈出新，通利水道，调中化食，安和五脏。"

五、升清固摄法

《素问·阴阳应象大论》云："清气在下，则生飧泄。"肾脏疾病日久，正气愈亏，进一步导致脾肾固摄无权，气化不利，清阳不升，谷气不流，精微下注，临床表现为蛋白尿、血尿缠绵难愈，夜尿频多。

升清固摄法是通过益气升清、固摄精微的方法来升清阳、固摄精微的治法，用于肾系疾病中尿浊、尿血、夜尿频数等情况，常用药物有人参、太子参、党参、黄芪、山药、升麻、芡实、乌梅、五味子、莲子等，常用方药有补中益气汤、归脾汤、升阳益胃汤等。夜尿频多等症状的治疗也常常用到具有升阳举陷功效的药物，如黄芪、人参、党参、升麻、葛根、柴胡等。

参 考 文 献

[1] 王娴娴，沈沛成."肠-肾轴"与慢性肾脏病[J]. 安徽中医药大学学报，2018，37（6）：4-6.

第三章　补土理论与肾系疾病的治疗

第一节　慢性肾炎的治疗

慢性肾小球肾炎（以下简称慢性肾炎）是多种原因引起的原发于肾小球的一组免疫性炎症性疾病。其临床一般以水肿、蛋白尿、血尿、高血压为基本表现。根据其临床症状，慢性肾炎属于中医"水肿"、"尿血"、"尿浊"、"腰痛"、"虚劳"等范畴。现将补土理论在慢性肾炎中对不同临床表现的运用分述如下：

一、水肿

慢性肾炎水肿的发生与肺、脾、肾三脏功能失调有关。《黄帝内经》认为水肿"其本在肾，其末在肺"，"诸湿肿满，皆属于脾"。巢元方《诸病源候论·水肿病诸候》提出了脾肾俱虚论："水肿无不由脾肾虚所为，脾肾虚则水妄行，盈溢于皮肤而令周身肿满。"因此，本病的发生以肾为关键，同时与脾胃、肺也有密切关系。

《素问·汤液醪醴论》："……治之奈何？岐伯曰：平治于权衡，去宛陈莝，微动四极，温衣，缪刺其处，以复其形。开鬼门、洁净府……"所论"开鬼门、洁净府"、"平治于权衡，去宛陈莝"的法则对水肿的治疗有极大的指导意义，至今仍指导着临床。

《伤寒杂病论》在治疗水肿中对法则加以具体化，提出了"诸有水者，腰以下肿，当利小便；腰以上肿，当发其汗乃愈"的治则。在其著作中体现出了治水肿的六大法门：发汗（辛温发汗如甘草麻黄汤；辛凉发汗如越婢汤，甚则大青龙汤；温阳发表如麻黄附子汤）、利小便（防己茯苓汤等）、逐水（病水腹大，小便不利，其脉沉绝者，有水，可下之。未出方，但书中十枣汤等可用）、温肾化水（肾气丸。虽不见于水气病篇，但痰饮、小便不利等篇内容亦有相当于本病者）、补土制水（防己黄芪汤）、活血利水（蒲灰散）。

《备急千金要方》中绝大多数方剂均使用峻下逐水之品，如商陆、甘遂、大戟、芫花、二丑、巴豆等，多制成丸、散服用。虽亦有发汗、渗利之方，以及鲤鱼汤等，然就总体而言，是偏多于攻逐法的。

南宋时期的严用和开始重视扶正之法，明确提出"实脾土、温肾水"。《重订严氏济生方·水肿论治》云："治疗之法,先实脾土,脾实则能舍水,土得其政,面色纯黄,江河通流,肾水行矣,肿满自消。其次温肾水,骨髓坚固,气血乃从……中焦温和,阴水洋流,然后肿满自消。"创立了实脾散和加味肾气丸,为历代医家常用(宋代许叔微《普济本事方》中亦有实脾散,但较严氏实脾散少茯苓、白术、木香、厚朴四味)。严氏进一步将水肿分为阴水、阳水,阴水"脉来沉迟,色多青白,不烦不渴,小便涩少而清,大腑多泄",宜用温暖之剂,如实脾散、来复丹;阳水"脉来沉数,色多黄赤,或烦或渴,小便赤涩,大腑多闭",宜用清平之药,如疏凿饮子、鸭头丸。另外,"血热生疮,变为肿满"者,用赤小豆汤。论治精辟,多有创见,对后人影响很大。综上,大抵宋代以前医家喜用攻水,宋代后渐转为扶正为主。

金代名医李东垣是中医补土学说的创始人,强调"脾胃内伤,百病由生";另外,脾胃属土居中,与其他四脏关系密切,不论哪脏受邪或劳损内伤,都会伤及脾胃。同时,各脏器的疾病也都可以通过脾胃来调和濡养、协调解决。李东垣诸书未独列水肿一门,多名之"中满腹胀门",水肿与鼓胀未能细分,然观其用药(中满分消汤及丸)均不外健脾、疏气、渗利为主,知其独重脾胃。补土理论在治疗慢性肾炎水肿中的运用,主要从以下几方面着手:

(一)脾与肾的关系

肾为水脏,肾气亏虚,肾阳不足,不能化气行水,形成水肿。脾能运化水谷,能制水。脾虚可引起肾虚,肾虚可以引起脾虚。脾为后天之本,肾为先天之本,肾藏之精有赖于脾所生化的饮食精微充养,脾化精微需借助于肾阳的温煦作用。脾失健运,不能运化水湿,肾气亏虚、肾阳不足,不能化气行水,使水液代谢发生障碍,形成水肿。隋代巢元方的《诸病源候论·水肿病诸候》始有水肿病之称,并提出脾肾俱虚论:"水肿无不由脾肾虚所为,脾肾虚则水妄行,盈溢于皮肤而令周身肿满。"水肿与肾、脾、肺三脏功能失调有关,其中,肾为发病之关键,临床上,慢性肾炎水肿除了有肾虚表现外,往往还伴有脾胃功能衰退的表现。

治疗上,历代医家治水肿多注意调理脏腑。如《重订严氏济生方·水肿门》提出:"治疗之法,先实脾土,脾实则能舍水,……江河通流,肾水行矣,肿满自消。"《血证论·脏腑病机论》提出:"脾为水之堤防,堤防利则水道利;又肾为水之主,肾气行则水行也。"《景岳全书·杂证谟》指出:"其标在肺,其制在脾,其本在肾。"并提出了"治宜温脾补肾,此正法也"。

益肾健脾、扶正固本是慢性肾炎水肿治疗最基本的治法。肾为水火并居之脏,肾阳蒸发阴精化肾气,故补肾宜阴阳兼顾,用怀牛膝、山茱萸、桑寄生、杜仲平补肾脏为好。肾气受损,多累及脾脏;精微下漏,多损及肝。肾病及脾,脾气虚,下不能助肾利水,上不能散精于肺。"善补肾者,当于脾胃求之",脾胃旺以资先天，对恢复肾功能有积极意义。因此，在调理肾气的同时，还要注意补益脾气，药用黄芪、白术、茯苓、山药、薏苡仁等。所以，从脾与肾的关系而言，"从脾论治"慢性肾炎水肿也是重要的治疗方法。

（二）脾与肺的关系

在水液代谢过程中，肺的宣发肃降和通调水道有助于脾的运化水液，脾转输水液于肺，也是肺通调水道的前提。肺气虚衰，宣降失职，可引起水液代谢不利，湿邪停留，脾气受困，出现水肿、腹胀。病久脾肾两虚，脾气虚弱，卫气必然虚而不固表。每因复感外邪而复发，使水湿壅盛，肿势加重病证反复发作，迁延不愈。《金匮要略·水气病脉证并治》提出"腰以下肿，当利小便，腰以上肿，当发汗乃愈"，并创立防己黄芪汤、肾气丸等方剂；在治法上，体现了健脾益气利水与温肾化气利水的法则。《景岳全书·肿胀》认为："凡水肿等证，乃肺脾肾三脏相干之病。盖水为阴，故其本在肾；水化于气，故其标在肺；水唯畏土，故其制在脾。"

慢性肾炎水肿由于脾肺两虚，卫阳不固，每因复感外邪而复发，使水湿壅盛，肿势加重。水本畏土，健脾固然能制水，但水气太甚，运土难制泛滥；肾为水脏，气化固然能利水，但肾脏本虚，温补往往无功，此时当调治水之上源，用浮萍、桑白皮、防己开上以复肺之宣发，也可配通草、白茅根等利尿之品开决州都而利水。同时要补益脾肺，药用防己、黄芪、白术、茯苓、山药、薏苡仁以益气健脾运湿，脾阳健运则卫气得以固表。所以，从脾与肺的关系来说，"从脾论治"也是治疗慢性肾炎水肿的重要方法。

（三）脾与化气利水的关系

脾主运化，一是运化水谷精微为生化之源，以滋养全身各部；二是运化水湿，将机体所需的水液上输于肺，经肺的宣降，内而灌养五脏六腑，外而滋润肌腠皮毛，其浊者，一部分化为汗液而排出体外，一部分经肾下至膀胱而为尿。可见，脾在机体的水液代谢过程中起着转输的重要作用。若脾失健运，水湿内停，则泛滥肌肤而为水肿。人体之气，一是先天之精气，禀受于父母，藏之于肾；二是水谷之精气，源于水谷，经脾胃的运化而生成；三是经肺吸入之自然界清气，三者构成人体之气。其中，脾胃之运化功能尤为重要，人体必须依赖脾胃化生水谷精微以营养全身，而先天之精气亦依赖水谷精气的充养，才能发挥其生理效应。若脾失健运，不能运化水湿，或肾气亏虚、肾阳不足，不能化气行水，则形成水肿。

《丹溪心法·水肿》认为："补脾使脾气得实，则自健运，自能升降，运动其枢机，则水自行。"《世医得效方·集治说》提出"肿满实者利水，虚者壮脾元兼用消浮等剂，自有奇效，仍需戒咸断欲"的治法论点。《景岳全书·肿胀》曰：

"治水必先治气，若气不能化，则水必不利。"治气着眼温补肾气，"温补即所以化气，气化而痊愈者，愈出自然"。《血证论·阴阳水火气血论》曰："气与水本属一家，治气即是治水。"吴鞠通进而提出"善治水者，不治水而治气"的论点。脾虚者，应以健脾益气利湿，可用参苓白术散为主；脾肾阳虚者，则以温补脾肾、利水渗湿，可用真武汤合五苓散随症加减。所以，健脾化气利水是慢性肾炎水肿重要的治疗方法。

二、蛋白尿

慢性肾炎之蛋白尿与脾肾两虚、固摄失职最为相关。肾主藏精，为封蛰之本，脾主转输精微，有统摄之权。肾气受损，封藏失职，脾气虚弱，统摄无权，使精微漏泄，可致蛋白尿。临床上常有脾虚表现，故多采用补脾肾与涩精气同用。药用附子、干姜温补脾肾之阳气；黄芪、山茱萸益气固精摄蛋白；白术、茯苓、山药健脾利水；泽泻、车前子开决州都而消肿。另外，还可用补中益气汤健脾补气为主，根据兼证加减治疗。

三、血尿

血尿是慢性肾炎的常见症状，病机主要为：脾肾气虚，脾不统血，气不摄血，血不归经，均致血尿；也有因肾络损伤，络破血渗尿中所致，有实热、虚热伤肾损络之分。《血证论·尿血》对尿血明确提出："水病累血，故治水即是治血。"临床见脾肾气虚、脾不统血之血尿，多治以益气健脾、利湿化瘀之法，用参苓白术散加石韦等，化瘀止血用三七、茜草、益母草。

四、高血压

慢性肾炎所引起的肾性高血压与肝、脾、肾三脏最为密切。肾为五脏之本、阴阳之根，肝木赖肾水以涵，肾水不足，水不涵木，则肝阳上亢；肾虚可致脾虚，脾阳不足，脾失健运，痰浊内生，夹肝风上扰清窍，形成高血压。本病病变在肝，根源在肾，关键在脾。治疗上，多以调肝、益肾、理脾为重点。朱震亨认为"无痰则不作眩"，治眩晕应以"治痰为主"。张伯礼院士说"柔肝当养胃阴，疏肝当通胃阳"。通过滋养胃阴以荣肝体，通胃腑以疏泄肝气，脾健则清升浊降。治疗上宜健脾化湿、升清降浊。药用党参、白术、茯苓、山药以健脾益气；半夏、陈皮、胆南星、川贝母、枳壳化痰降浊；天麻、决明子、珍珠母、石决明平肝息风；麦冬、葛根养胃阴以荣肝体；大黄通胃腑以疏肝阳。

根据中医对慢性肾炎的认识，结合现代医学对中医药治疗慢性肾炎的研究，笔者认为，慢性肾炎主要与肾、脾、肺三脏功能失调有关，其中肾为发病之关键，与脾胃功能虚衰也有密切关系。在治疗上，以脾胃学说为指导，以补肾为根本，以调理脾胃为基础，对患者进行辨证论治，才能更好地发挥中医药的治疗效果。

第二节　肾病综合征的治疗

　　肾病综合征是肾小球疾病中的一组症候群，以大量蛋白尿（每天＞3.5g）、低蛋白血症（白蛋白＜30g/L）、水肿、高脂血症（血清胆固醇＞6.5mmol/L）为典型临床表现。肾病综合征有原发性和继发性之分，原发性肾病综合征是由原发性肾小球疾病引起的，继发性肾病综合征是指继发于全身其他疾病或由特定性病因引起的，只有排除继发后才能考虑原发。本文主要讲的是原发性肾病综合征的治疗。根据其临床症状，肾病综合征归属于中医学的"水肿"、"尿浊"、"虚劳"等病证范畴。

　　中医学认为，肾病综合征是由多种病因和疾病引起的临床上以水肿为主要特征的综合征。《素问·至真要大论》言"诸湿肿满，皆属于脾"，脾主运化，脾虚斡旋失职，水谷精气不能依赖脾气散精而上归于肺，导致清者难升，浊者失降，水谷之湿郁而不化，外溢皮肤积于肌腠而成浮肿。张仲景在《金匮要略》中把水肿以五脏区分，其中对于"脾水"的描述为"其腹大，四肢苦重，津液不生，但苦少气，小便难"。其内在病机为脾阳虚导致脾运化水湿的功能失司，从而引起水肿。"寸口脉沉而迟，沉则为水，迟则为寒，寒水相搏。趺阳脉伏，水谷不化，脾气衰则鹜溏，胃气衰则身肿"，从病机层面明确论述脾胃虚弱可以导致水肿。《诸病源候论·水肿病诸候》云："肾者主水，脾胃俱主土，土性克水……胃为水谷之海，今胃虚不能传化水气，使水气渗溢经络，浸渍脏腑……脾病则不能制水，水气独归于肾。三焦不泻，经脉闭塞，故水气溢于皮肤而令肿也。"胃为水谷之海，胃虚则不能传化水气，脾胃属土，肾属水，脾胃病则不能制水，故发为水肿。《丹溪心法·水肿》云："夫人之所以得全其性命者，水与谷而已，水则肾主之，谷则脾主之，惟肾虚不能行水，惟脾虚不能制水，胃与脾合气，胃为水谷之海，又因虚而不能传化焉，故肾水泛溢，反得以浸渍脾土，于是三焦停滞，经络壅塞，水渗于皮肤，注于肌肉而发肿矣。"肾虚不能行水，脾虚不能制水，是水肿病证的基础病机，且如若肾水泛滥，反克脾土。关于水肿最为经典且被后世医家多为引用的则是《景岳全书·肿胀》中的论述，其言"凡水肿等证，乃肺脾肾三脏相干之病。盖水为至阴，故其本在肾；水化于气，故其标在肺；水惟畏土，故其制在脾"。提出水肿本在肾，标在肺，而其制在脾土。制在脾的原因在于脾为中土，土虚不能制水，水反侮土，水传入脾，则发为颜面四肢甚至全身浮肿的水肿病证。

　　综合古代诸家论述，脾胃虚弱是本病的关键。因此，从补土角度论治肾病综合征具有一定的理论依据。

　　《金匮要略·水气病脉证并治》言"风水脉浮，身重，汗出恶风者，防己黄芪汤主之"，又言"皮水为病，四肢肿，水气在皮肤中，四肢聂聂动者，防己茯苓汤主之"，此二方中皆以黄芪补脾胃之气，配合白术或茯苓健脾利湿以疗风水或皮水。

严用和治疗阴水水肿，首推"先实脾土"。其在《济生方·水肿论治》中谓"水肿为病，皆由真阳怯少，劳伤脾胃，脾胃即寒，积寒化水"，其治法为"先实脾土"，因为"脾实则能舍水，土得其政，面色纯黄，江河通流，肾水行矣，肿满自消"。立方实脾饮，使中土得健，阳气得复，气行水去，诸症自除。

朱震亨治水肿，提出要辨证论治，他在治疗水肿时，以脾胃为主，亦不废渗利、疏气、攻逐诸法。《丹溪心法·水肿》中提到"水肿因脾虚不能制水，水渍妄行，当以参术补脾，脾气得实，则自健运，自能升降运动其枢机，则水自行，非五苓、神佑之行水也。宜补中行湿利小便，切不可下。用二陈汤加白术、人参、苍术为主，佐以黄芩、麦冬、炒栀子制肝木。若腹胀，少佐以厚朴；气不运，加木香、木通；气若陷下，加升麻、柴胡提之……有热当清肺金，麦冬、黄芩之属"，"气实者，三花神佑丸、舟车丸、禹功散选用"。朱震亨反对滥用峻下遂水之剂，只知取快一时，而不知调补正气，"盖脾极虚而败，愈下愈虚，虽取效目前，则阴损正气，然祸亦不旋踵而至"。

《景岳全书·肿胀》认为水肿产生原因以脾肾阳虚最为常见，故温补脾肾为治水正法，谓"凡治肿者，必先治水，治水者，必先治气……下焦之真气得行，始能传化；下焦之真水得位，始能分清……但宜峻补命门，使气复元，则三脏必皆安矣"，认为加减金匮肾气汤是本病首选方。除脾肾阳虚外，还有脾肺不足、三焦多火及湿热致肿的变证，对于脾肺不足者，"治宜四君、归脾之属为主，固是正治之法，然亦须兼补命门，盖脾土非命门之火不能生"。对于三焦多火而肿者，认为"阴虚之证，凡辛香燥热等剂，必所不堪，宜用六味地黄汤加牛膝、车前、麦冬之类，大剂与之"。对于年少纵酒，湿热致肿者，若元气充实，则"禹功散、导水丸、浚川散、三花神佑丸之类，皆可择用"；若脾肾大虚，加减肾气丸亦嫌渗利者，则用参附理阴煎加白术，大剂与之，并谓"塞因塞用"。

李用粹在《证治汇补·水肿》中言水肿的治法："大法宜调中健脾，脾气实，自能升降运行，则水湿自除，此治其本也。分治六法：……随表里寒热上下，因其势而利导之。故宜汗、宜下、宜渗、宜清、宜燥、宜温，六者之中，变化莫拘。"具体有"治分阴阳：阳水宜辛寒散结行气、苦寒泻火燥湿；阴水，宜苦温燥脾胜湿、辛热导气扶阳。治分汗渗、湿热宜清、寒湿宜温、阴虚宜补、邪实当攻、渗忌太过"等。同样强调调中健脾为治疗的根本。

现代中医肾病医学专家结合古人对于水肿的认识，结合肾病综合征的症状特征，提出补土作为本病的治疗靶点。如中医肾病学科的奠基人邹云翔教授认为调整肺、脾、肾是治疗肾性水肿的关键，因为百病以胃气为先，脾胃为后天之本，生化之源，脾胃之强弱，关系肾脏功能之盛衰，治疗尤其注重抓住脾胃，使中土健旺，肾气充沛[1]。国医大师张琪教授临证中遵从《黄帝内经》"五脏六腑皆禀气于胃"，非常注重对脾胃的调护，对于肾病综合征水肿消退后，患者表现体倦乏力，头沉昏蒙，面色萎黄，口苦咽干，大便稀溏或黏滞不畅，纳呆泛恶，舌淡，苔白或黄腻，脉细无力，辨证以脾胃虚弱，清阳不升，湿邪留恋为主要病机之特点，临证常以李东垣之升阳益胃汤化裁；再如顽固性蛋白尿或无证可辨之蛋白尿，则常以李东垣之升阳益胃汤治疗，临床上常常效如桴鼓[2]。另一位国医大师张大宁教授，虽提倡以补肾活血法治疗慢性肾脏病，但其治疗肾病水肿时强调益气与行气并用，益气多重用黄芪，行气多用柴胡。张大宁教授强调肾病水肿患者多本虚标实，用药不可攻伐太过，多选用白术、陈皮健脾燥湿，茯苓健脾渗湿，茯苓皮、桑白皮、槟榔、大腹皮等行气、利水、消肿之品[3]。著名肾病学者聂莉芳教授认为对于慢性肾脏病出现水肿又有脾胃症状，临床治疗中不能仅仅局限于水肿的治疗，要及时救治脾胃，斡旋中州，健脾胃为主，在脾胃功能恢复之后，再加以补益肾精之药[4]。

综合以上历代医家的著述及临床诊治经验，健脾补土法是治疗肾病综合征的有效方法之一。

第三节　乙肝相关性肾炎的治疗

乙肝相关性肾炎是指由乙型肝炎病毒（hepatitis B virus，HBV）诱发的，经血清免疫学及肾穿刺活检免疫荧光所证实的一种继发性肾小球肾炎综合征，简称"HBV 相关性肾炎"。乙肝相关性肾炎在中医学上没有统一的病名，从文献报道上看，目前中医学者对其仍无统一的认识。该病的临床表现多种多样，常表现为水肿、蛋白尿、血尿等，部分病例可能同时出现慢性乙肝、肝硬化等的症状，根据乙肝相关性肾炎的症状及演变规律，总结文献，其中医病名属于"水肿"、"血尿"、"尿浊"、"黄疸"等范畴。

中医学认为乙肝相关性肾炎的主要病机为本虚标实，虚实夹杂。《素问·刺法论》云"正气存内，邪不可干"，《素问·评热病论》曰"邪之所凑，其气必虚"。机体正气不足是本病发生的内在原因，本虚主要为肝、脾、肾不足。人体之气由先天之精化生的先天之气、水谷之精所化生的水谷之气及自然界的清气所组成。肾为先天之本、生气之根，脾为后天之本、生气之源，脾肾两虚是本病发病的关键。先天肾精不足，肾精亏虚，肾水不能涵木，导致木气不能行疏泄升发之司；肝藏血，肾藏精，肝肾同源，精血互生，子盗母气，肝病及肾以致肝肾两亏。脾胃为后天之本，先天不足不能温养后天，同时肝病日久肝木横逆克脾，终致肝、脾、肾同病。机体正气不足，气滞血瘀或湿热邪毒趁虚而入；或外感湿热邪毒，内藏脏腑；或饮食辛辣肥甘厚腻之物致使湿热邪毒侵袭，标实主要表现为湿热瘀毒壅阻三焦气机。正虚与邪实并存，互为因果，形成恶性循环，贯穿疾病始终。因此在治疗过程中应遵循标本兼顾，祛邪扶正原则。

脾为后天之本，肾为先天之本，脾肾为先后天关系，相互资生。《傅青主女科·妊娠》云："脾为后天，肾为先天，脾非先天之气不能化，肾非后天之气不能生。"肾精依赖后天之本，即脾运化的水谷精微不断补充，才能充盛；肾主封藏，肾精充足方能固密。脾胃虚弱不能运化水谷精微，肾精充养不足导致封藏功能失调遂致蛋白尿。脾胃为后天之本，脾主统血，脾气充足统摄血液于常道，脾失统摄则血溢常道，则见尿血。脾主运化水湿，须得肾阳温煦蒸化相助，肾主水，司开合，通调水道，但肾主水功能若无华盖之宣发，中土之健运，断无不成，其中尤以脾土健运为要，肾主水须得脾气制约，即"土能制水"。脾肾两脏共同协作调节水液代谢，如脾虚不能运化水湿，脾阳不振或脾阳久虚损及肾阳，导致脾肾阳虚，水湿泛滥，则见水肿。肝主疏泄，脾主运化，从生理上看肝的疏泄功能正常，气机调畅，则脾胃的纳运升降有序；而脾土健运，气血生化有源方能维持肝的疏泄功能，正如《素问·宝命全形论》言"土得木而达"。脾失健运，水湿内停，阻滞三焦，则肝疏泄功能失司，湿邪郁久化热，湿热郁蒸，使肝疏泄不利，胆汁逆入血中，熏于肌肤，则出现黄疸。《灵枢·口问》云 "中气不足，溲便为之变"，在水液代谢过程中，脾至关重要，而在乙肝相关性肾炎中不论是湿热瘀毒蕴结，还是肝郁气滞、枢机不利、肝肾不足，都可以出现脾失健运，脾胃升降功能失调，固摄失职，水湿内停，三焦阻滞，从而出现蛋白尿、血尿、水肿、黄疸等病证。在病程的不同阶段，在肝、肾的临证表现有所不同，但从疾病的转归来看，不论疾病病程长短，随着疾病的发展，均可累及脾土。顾护中焦、调脾补土贯穿整个乙肝相关性肾炎的治疗过程。现就补土理论在治疗乙肝相关性肾炎中的运用进行初步探讨。

一、脾与肾的关系

脾主运化与统摄，肾主水藏精，为先后天之本。《素问·经脉别论》曰："饮入于胃，游溢精气，上输于脾。脾气散精，上归于肺，通调水道，下输膀胱。水精四布，五经并行，合于四时五脏阴阳，揆度以为常也。"脾运化水谷精微，化生气血精液，上输于心肺头目，营养全身。《素问·六节藏象论》载："肾者，主蛰，封藏之本，精之处也。"《素问·上古天真论》说："肾者主水，受五脏六腑之精而藏之。"肾将五脏六腑所产生的精微藏于其内。脾气不能升清、肾不藏精，精微下泄则见蛋白尿。脾虚则运输失职，肾虚则肾阳不能蒸化，水液停留，故见水肿。《灵枢·口问》载"中气不足，溲便为之变"，《景岳全书·肿胀》载"凡水肿等证，乃肺脾肾三脏相干之病。盖水为至阴，故其本在肾；水化于气，故其标在肺；水惟畏土，故其制在脾。今肺虚则气不化精而化水，脾虚则土不制水而反克，肾虚则水无所主而妄行"。在乙肝相关性肾炎中出现蛋白尿、水肿，脾肾是其发病关键。

《难经·十四难》云"损其肾者，益其精"，《素问·平人气象论》云："人以水谷为本"，在乙肝相关性肾炎治疗中补脾益肾、固本培元是基本治法。在治疗该病时健脾益气药物重用白术、茯苓、山药、黄芪、太子参（或党参）；补肾药常用熟地黄、盐山萸肉、芡实、山药等，在补肾同时加入陈皮、砂仁以健脾和胃，斡旋中焦，以防滋腻碍胃；利湿药以泽泻、茯苓、车前子等健脾利湿。所以，从脾与肾的关系而言，"从脾论治"乙肝相关性肾炎是重要治疗方法。

二、脾与肝的关系

肝主疏泄，主藏血，喜条达而恶抑郁，其气通而不滞，散则不郁；脾为后天之本，主运化水谷，主生血，脾运化功能正常，则水谷和津液能正常吸收并输送到全身器官。脾的运化有赖于肝气的条达，而肝的疏泄、藏血功能，也需要脾胃化生精微来供养。根据五行生克规律推理，肝气过旺可以产生木旺克土的情况；脾运失健，积滞不化，又可致中焦壅滞，肝郁不疏，形成土壅木郁的见证；而肝失疏泄，不可助脾健运，亦可致脾运失常，木郁壅土；由此形成肝脾不和。李杲强调脾胃在脏腑系统中的重要地位，在论述肝脾关系中，他认为"木郁达之之义，止是食伤太阴有形之物，窒塞于胸中，克制厥阴木气伏潜于下，不得舒伸"。他强调是由于脾的原因导致肝木郁遏。《景岳全书·非风》云："肝邪者，即胃气之贼也，一胜一负，不相并立。凡此非风等证，其病为强直掉眩之类，皆肝邪风木之化也。其为四肢不用，痰涎壅盛者，皆胃败脾虚之候也……肝脏为最下者，正谓其木能犯土，肝能犯胃也。然肝邪之见，本由脾肾之虚，使脾胃不虚，则肝木虽强，必无乘脾之患。"该论述则强调肝致脾病责之于脾虚。在乙肝相关性肾炎临证中，经常出现胁痛、纳呆、口干口苦、倦怠等肝脾两经症状。在治疗时，在疏肝同时健脾，土旺才能木达。疏肝常用逍遥散、柴胡疏肝散方加减，在疏肝行气同时，应用白术、茯苓、黄芪以益气健脾，调补脾土。"见肝之病，知肝传脾"，故必先实脾。在治疗过程中用茯苓、白术、山药、薏苡仁、大枣及麦芽健脾以助化湿，脾健则水谷精微得化，以补精血不足；"有形之血不能速生，速当补气"，故党参、黄芪等健脾益气之品必用。所以，从脾与肝的关系而言，"从脾论治"乙肝相关性肾炎是重要治疗方法。

三、扶正以健脾为要

邪之中人，壮者气行则已，怯者著而成病，正如张喜奎教授在《肾脏病六经辨治》中提到"乙肝相关性肾炎主要是正气不足，固邪内伏，复因饮食不节，损伤脾胃，感受湿热毒邪，内外相招而发病"，正气不足是发病的内在原因。李杲谓："元气之充足，皆由脾胃之气无所伤，而后能滋养元气……脾胃之气既伤，而元气亦不能充，而诸病之所由生也。"诸劳虚损发生于脾胃之伤，《湿热论》亦提及"太阴内伤，湿饮停聚，客邪再至，内外相引，故病湿热。此皆先有内伤，再感客邪，非由腑及脏之谓。若湿热之症，不挟内伤，中气实者，其病必微。或有先因于湿，再因饥饱劳役而病者，亦属内伤挟湿，标本同病"。脾胃强弱关系着机体正气是否充足。脾胃健运，正气充足，则邪气难入；倘脾胃弱内生湿邪，极易内外相招，致使邪气相合而发病。《慎斋遗书》言："诸病不愈，必寻到脾胃中。"

《素问·太阴阳明论》云："脾者土也，治中央，常以四时长四脏……脾脏者，常着胃土之精也。土者，生万物而法天地。"《圣济总录·卷八》曰："土为万物之母，在人脏腑，则从脾胃应之。故万物非土不生，人身五脏六腑非脾胃不养。"脾主运化，为气血营卫化生之源，为机体生命活动提供原动力。乙肝相关性肾炎在疾病中正气不足，主要是脾肾不足，脾虚贯穿疾病发展的整个阶段，常因虚致实，虚实夹杂，相互影响，扶正为基本治疗法则。脾治四方，健脾益气是扶正的关键环节。所以，从扶正而言，"从脾论治"乙肝相关性肾炎是重要治疗方法。

四、祛邪不忘健脾

《灵枢·本脏》所谓"脾坚则脏安难伤"，正邪交争时，脾气健旺之人，元气充足，可抵邪外出。"四季脾旺不受邪"，阳病入阴，首犯太阴；邪气从上焦下传下焦，亦多转中焦。脾胃居中，为一身气机周转之枢纽，脾气充盛可阻碍邪气进一步传变。乙肝相关性肾炎发病早期，机体感染湿热疫毒邪气后或内有固邪深伏，正气强弱决定着其是否发病。脾旺正气足则可驱邪外出，邪去而正安；脾虚正气损伤，则邪气内传，病势缠绵。因此，在乙肝相关性肾炎治疗中，在祛邪的同时需健脾扶正。在祛邪过程中，或清肝凉血解毒，或清热利湿，有是证用是药，中病即止，万不可重投、久投苦寒戕伐之品，以免中伤脾阳，遏其健运之力；另外，在祛邪同时可加益气健脾之物，以顾护中土。如张琪国医大师在治疗乙肝相关性肾炎实证时，湿热蕴结证以茵陈五苓散加减，在清热利湿驱邪的同时，酌情加入化湿健脾之品以恢复中土运化功能；热毒炽盛证方用犀角地黄汤加减，在清热解毒、通腑泄浊时选用水牛角、金银花、连翘、大黄、车前草、灯心草等药，中病即止，以防戕伐太过，损伤中土之气。所以，从祛邪而言，"从脾论治"乙肝相关性肾炎是重要治疗方法。

第四节　痛风性肾病的治疗

痛风性肾病是指尿酸产生过多或排泄减少形成高尿酸血症，继而尿酸盐沉积于肾脏（肾髓质、间质或远端集合管）而引起的肾脏病变。临床上往往表现出以趾、跖、膝、腕、手指等关节红肿热痛为主的痛风症状，同时也常伴腰酸痛，多尿，夜尿，或尿血，肾结石，或肾绞痛，少尿无尿，恶心呕吐等肾脏损伤症状。

痛风性肾病是基于主症和病位而命名的，"痛风"为主症，"肾脏"为累及病位。痛风以痛风性关节炎（红、肿、热、痛及痛风石、关节畸形等）为主要临床表现。元代朱震亨最早提出"痛风"这一病名，《丹溪心法·痛风》云："痛风者，四肢百节走痛，方书谓之白虎历节风证是也，遍身骨节疼痛，昼静夜剧，如虎嗟之状，名曰白虎历节。"明代的张石顽在《张氏医通·痛风》中指出了痛风的病名溯源，"痛风基础一症，《灵枢》谓之贼风，《素问》谓之痹，《金匮要略》名曰历节，后世更名曰白虎历节"。《医学正传·痛风》云："夫古之所谓痛痹者，即今之痛风也。诸方书又谓之白虎历节风，以其走痛于四肢骨节，如虎咬之状，而以其名名之耳。"至清代喻嘉言于《医门法律·痛风论》曰："痛风一名白虎历节风，实即痛痹也。"因此，该病根据主症可归属于"痛风"、"痹症"、"历节病"。除此，该病还可存在腰酸痛、尿血，甚至少尿无尿、恶性呕吐等临床表现。如以蛋白尿为主要临床表现者，当属于"精气下泄"、"尿浊"、"膏淋"、"虚劳"、"肾风"等中医学范畴；以尿酸盐结石或血尿、白细胞尿为主要表现者，当属于"血尿"、"血淋"、"热淋"、"石淋"等范畴；以腰酸、腰痛为主要临床表现者，当属于"腰痛"等中医学范畴；疾病持续进展至后期即慢性肾衰竭时，可表现为肢体浮肿、少尿无尿、恶心呕吐等临床表现，又当属于"水肿"、"虚劳"、"溺毒"、"关格"等中医学范畴。综上，本病归属中医学"痛风"、"痹症"、"历节病"、"血尿"、"淋证"、"腰痛"、"溺毒"、"虚劳"、"关格"等范畴。

本病由先天禀赋不足，正气亏虚而不能御邪于外，致风寒湿热等外邪趁虚而入所致，加之饮食不节、嗜食肥甘厚味、劳倦内伤等因素所诱发。

脾主气化，肾主骨藏精，脾虚运化转输失司，肾精不足，筋骨失其所养而致痹痛。《素问·至真要大论》云："诸湿肿满，皆属于脾。"《脾胃论·胃虚脏腑经络皆无所受气而俱病论》言："脾病体重痛，为痛痹，为寒痹，为诸湿痹。"二者均指出了脾气亏虚为本，脾虚健运失司，而津液分布失调聚而成湿，脾虚气化失司，精气无以上输于肺，肺气亏虚而肌肤腠理疏松，外邪趁虚而入，同气相求，流注关节肌肉，发为痛风。《素问·痹论》中"骨痹不已，复感于邪，内舍于肾"的描述，指出痹证中的骨痹与肾相关。《辨证录·水火不齐之痹》中言："而肾痹之成，非尽由于风寒湿也，夫肾虽寒脏而其中原自有火，有火则水不寒而风寒湿无从而入，无奈人过于作强，将先天之水日日奔泄，水去而火亦随流而去，使生气之原竟成为藏冰之窟，火不能敌寒而寒邪侵之矣。寒气直入于肾宫，以邪招邪，而风湿又相因而至，则痹症生矣。"强调肾阳亏虚是痹证发生的前提条件，肾虚则精气失藏，致寒邪侵袭而发病。因此，脾肾虚损是发病的内在基础。

《素问·痹论》中指出："风寒湿三气杂至，合而为痹也，其风气胜者为行痹，寒气胜者为痛痹，湿气胜者为着痹……所谓痹者，各以其时重感于风寒湿之气也。"强调了痹症发作与外感风寒湿等邪气之间的密切关系，同时还提到痹症的产生与饮食和居住环境也有一定的关系，即所谓"饮食居处，为其根本"。《金匮要略·中风历节病脉证并治》："盛人脉涩小，短气，自汗出，历节痛，不可屈伸，此皆饮酒汗出当风所致……寸口脉沉而弱，沉即主骨，弱即主筋，沉即为肾，弱即为肝。汗出入水中，如水伤心，历节黄汗出，故曰历节。"文中指出历节病的病因与嗜酒及身体肥胖有关，其病机是气血为外感风邪和内伤湿滞等邪气所痹阻，邪毒闭塞全身经脉、络脉、五脏、六腑而发病。因此，外感风寒湿热，内因饮食不节、嗜食肥甘厚腻、劳倦等为本病的诱因。

痛风性肾病根据发病规律，可分为急性发作期和缓解期。急性发作期多表现为湿浊瘀热痹阻经络而致关节肿痛，当急则治其标，以祛邪为主，兼以顾护胃气；痹症日久，缓解期多以脾肾亏虚为主，湿浊不化，可夹寒、热、瘀，病情迁延难愈则可致脾肾阳虚；当缓则治其本，以补虚扶正为主，兼以驱邪。病气进则驱邪，病气弱则扶正，以调整中焦气机升降，调治五脏之功。

急性发作期根据邪气性质可分为寒湿痹阻型和湿热痹阻型。寒湿痹阻型以温阳散寒、健脾祛湿、宣痹止痛为法，可选用桂枝芍药知母汤。该方出自《金匮要略·中风历节病脉证并治》："盛人脉涩小……历节疼，不可屈伸……诸肢节疼痛，身体尪羸，脚肿如脱，头眩短气，温温欲吐，桂枝芍药知母汤主之。"方中桂枝、白芍、麻黄、防风、生姜、甘草以调理荣卫，知母清降上逆之热，附子以补下焦之阳，白术补中土以资旋转而培荣卫升降之力也。湿热痹阻型治以清热、燥湿、健脾、通痹，可选用二妙丸、白虎加桂枝汤。二妙丸由朱震亨所创，用治"筋骨疼痛因湿热者"，方中黄柏、苍术以清热燥湿健脾。白虎加桂枝汤出自《伤寒杂病论》，白虎汤主治阳明气分热证，此病由外感荣卫不调而来，故加桂枝以调和荣卫，恢复气机正常升降。久病必瘀，不通则痛，往往伴有血瘀，根据寒湿或湿热选用上述相应方药之外，加桃红四物汤以活血通痹。

缓解期表现为脾肾亏虚，伴有湿浊不化，可夹寒、热、瘀，治以温补脾肾、化气行水，可选用济生肾气丸合参苓白术散加减。济生肾气丸主治下焦，治以温肾化气、利水消肿；参苓白术散主治中焦，治以健脾益气、和胃渗湿，二者合用，共奏温补脾肾、化气行水之功。若素体虚甚，病程日久，可呈脾肾阳虚之象，治以温阳泄浊，补益脾肾，兼以祛邪，可选用温脾汤合真武汤。温脾汤出自《备急千金要方》，方中附子、干姜温阳祛寒，人参、甘草益气补脾，大黄荡涤积滞，使寒邪去，积滞行，脾阳复。真武汤出自《伤寒杂病论》，方中茯苓、白术补土利水，干姜、附子温阳祛寒，芍药敛阴和营，此方为"补肾之阳，壮火而利水"之要剂。二者合用，共奏温补脾肾之阳之功。

除此，还要避免摄入海鲜、酒类等易损伤中焦脾胃之品。明代龚廷贤所著《万病回春·痛风》中有关于饮食预防的论述："一切痛风，肢节痛者，痛属火，肿属湿，不可食肉。肉属阳火，能助火，食则下有遗溺，内有痞块，虽油炒热物鱼面，切以戒之。"文中提出了肉、鱼、酒类及煎炒食物，易损伤中焦脾胃，致湿气内生，郁久化火，发为痛风，与现代观点不谋而合。

因此，本病以脾肾虚损为主，脾虚为本，肾虚为象，在不同阶段邪正有所偏盛，症状表现也有所不同。急性发作期表现以湿浊痹阻为主，分为寒湿痹阻型和湿热痹阻型，寒湿痹阻型以温阳散寒、健脾祛湿、宣痹止痛为法，湿热痹阻型以清热、燥湿、健脾、通痹为法。缓解期表现为脾肾亏虚，伴有湿浊不化，可夹寒、热、瘀，治以温补脾肾、化气行水。总体治疗以恢复中焦气机为主，使气血津液得以正常输布，则湿浊瘀热等邪气无以留滞。

第五节　高血压性肾损害的治疗

高血压性肾损害，也称良性小动脉肾硬化，是指原发性高血压所导致的肾脏小动脉或肾实质损害，一般见于 5 年以上、血压控制欠佳的高血压患者，早期可以夜尿增多、伴有眩晕为表现，后逐渐表现为蛋白尿及肾功能受损，常伴有心、脑血管等其他靶器官的损害。高血压性肾损害是引起终末期肾脏病的重要原因之一。

中医古籍并无高血压性肾损害的病名，结合本病的发生、发展过程及其蛋白尿、血尿、水肿等临床表现，本病属于中医"眩晕"、"尿浊"、"水肿"、"癃闭"、"关格"、"慢性肾衰"等范畴。本病主要与肝、脾、肾三脏相关，病性属本虚标实、虚实夹杂，以肝、脾、肾亏虚为本，痰浊、瘀血、水湿、阳亢等为标。

《素问·至真要大论》云："诸风掉眩，皆属于肝。"本病主要与情志失调、饮食内伤、年老或久病体虚导致脏腑功能失调相关。眩晕多责之于肝，肝乃风木之脏，其性主动、主升，主疏泄，长期精神紧张或忧郁恼怒，肝失疏泄，气机内郁，郁而化火，耗伤肝阴，下及肾阴，肝肾阴亏，水不涵木，阴不维阳，阳亢于上，上扰清窍。久则肝木克土、子病及母，脾肾之气受损。脾为后天之本，气血生化之源，脾失健运，水谷不化，水湿内聚，生痰化浊，胃失和降，且气机内阻，瘀血内生，或久病瘀血阻络，湿瘀互结，三焦气化不利，水液代谢失常。肾为先天之本，藏真阴，寓元阳，主蛰守位，肾气亏虚，膀胱气化失调，导致水湿内停；肾气亏虚，精微失于固摄，故精微外溢。《景岳全书·眩运》云："眩晕一证，虚者居其八九。"《灵枢·口问》亦云："上气不足，脑为之不满……目为之眩。"眩晕多为本虚标实之证。虚者，中焦、下焦亏虚；实者，相火、痰湿、痰浊、水饮上逆。

《脾胃论·脾胃虚实传变论》指出："历观诸篇而参考之，则元气之充足，皆由脾胃之气无所伤，而后能滋养元气……胃虚元气不足，诸病所生，百病皆由脾胃虚而生也。"可见脾肾关系之密切。《医学求是》云："脾以阴土而升于阳，胃以阳土而降于阴，土于中而火上水下，左木右金，左主乎升，右主乎降，五行之升降，以气又以质也，而升降之权，又在中气升则赖脾气之左旋，降则赖胃气之右转也，故中气旺则脾升而胃降，四象程以轮旋，中气败则脾郁而胃逆，四象失其运行矣。"强调脾胃为升降之枢。脾主运化，胃主受纳，脾升则健，胃降则和。脾主升清，可升水谷之精、水中之清，系脏腑之位、统体内之血；胃主沉降，可纳水谷之海、降阴中之浊。若脾胃虚弱，升降失常，则上不能升清，下不能降浊，元气失于滋养，脾虚肝乘，发生种种病证，并使病情加重。

现代医学治疗高血压性肾损害主要以控制血压来保护肾脏功能，延缓肾衰竭进展，但其效果并不理想。中医强调脾肾在高血压性肾损害疾病进展过程的重要性，并认为脾虚失运是本病发展的重要环节，强调应重视调理脾胃。

土者，四维之中，为生长化收藏之始终；脾胃者，气机升降之枢纽，为脏腑功能之来源。肝脾肾三脏功能上相互为用，病理上相互影响。虽言肾为根本，是为先天，先天者，与生俱来，即是定数；脾胃主后天，后天者，生化无穷，给养先天；肝主疏泄，气机者，气化之本，调畅全身；肾病者，治肾为要，但需求其源头，治病求本。人以胃气为本，脾胃之气的盛衰虚实关系到疾病的转归向愈，在临床实践中，把握脾胃之气这一关键，是补土流派的特色，也是中医以人为本的思想体现。因此，补土理论在治疗高血压性肾损害中具有非常重要的意义。

第六节　慢性间质性肾炎的治疗

慢性间质性肾炎在古代中医中未有专门叙述，而根据其临床症状特点，对应的中医病名有"肾劳"、"慢肾风"、"虚劳"、"水肿"、"劳淋"、"关格"等。在西医学理论中，慢性间质性肾炎常为原发间质性疾病如慢性肾盂肾炎、重金属中毒等，或原有的泌尿系统疾病引起的间质性肾炎，如小动脉硬化、梗阻性肾病等，或是全身性疾病引起的间质性肾炎，如高尿酸血症、高钙血症等。中医古典医籍中，慢性间质性肾炎虽然没有相对应的特指病名，但根据各医家治疗经验总结指出，间质性肾炎多为感受湿热、毒热之邪等，或因素体亏虚，复感寒湿之邪，最终邪气内聚，阻滞气机，而致肾失开合。初期其湿热毒邪为甚，因其侵袭内脏，阻遏气机，湿热毒邪下注，见小便淋沥涩痛、腰痛；或邪传阳明，则脾胃升降失司，临床见吞酸呕恶，日晡潮热，或大便秘结不通；病久则见肾元虚损，累及肝脾，肾虚失固摄，以致夜尿增多，小便清长，乃致精微外泄，尿中见有蛋白；热毒、湿热之邪盛久，耗伤阴精，阴虚血热，灼伤血络，则尿中夹血，阴津不足，则饮水自渴；疾病迁延日久，则正气亦虚，邪气更旺，浊毒内生，而见面色土灰，恶心呕吐、尿少尿闭。可见慢性间质性肾炎由急性转变而来，其病性为本虚标实，归结各类证候见有气阴两伤、脾胃虚弱、肾阳亏虚、肝阴不足。在慢性间质性肾炎的中医证候研究中，脾气亏虚兼湿热瘀血证、气阴两虚证、肾阳虚衰证、湿浊中阻证、瘀血阻络证等多见。故在慢性间质性肾炎的治疗早期以祛实邪为主，而后期更宜以补虚为主。

慢性间质性肾炎西医临床治疗中，包括了积极治疗原发病，去除与导致慢性间质性肾炎相关的因素如过敏原、中毒药物、梗阻、感染等，同时积极治疗电解质紊乱、酸碱平衡紊乱等并发症；然而，每每使用诸多利尿剂、抗生素、肾上腺皮质激素的治疗，无疑更使得利水耗伤阴津，药物寒凉之性耗伤脾胃阳气，使得邪气更盛，正气更虚，临床见口干烦渴、乏力、呕吐、腹泻之症，此虽西医疗效显著，但并发症亦多。

在祖国医学中，肾为先天之元，脾为后天之本，脾肾两者关系表现为先天与后天的互相资助生长的关系；同时脾主运化水液，肾为主水之脏，脾肾在水液代谢中相关。《济生方·五脏门》中道"补肾不如补脾，余谓补脾不如补肾，肾气若壮，丹田或经蒸脾土，脾土温和，中焦自治，膈能开矣"。《素问·玉机真脏论》指出"脾脉者土也，孤脏以灌四傍者也"。《素问·厥论》指出"脾主为胃行其津液者也"，说明脾主运化水谷精微，化生气血以充养脏腑、经络。肾主水，而脾能运化水液，遂脾能协助肾脏输布代谢水液，《素问·至真要大论》指出"诸湿肿满，皆属于脾"，因此临床常见肢体颜面浮肿皆与脾肾息息相关。

慢性间质性肾炎病因复杂，其初期有湿、热、毒之偏盛；后期有气阴两伤、肾精亏损、脾胃虚弱、肝血不足之不同，病情久延尚可致脾肾衰败。《脾胃论·脾胃胜衰论》云"百病皆由脾胃衰而生也"，指出脾脏之兴衰，对疾病预后之重要性。故早期宜清热利湿解毒，中、晚期当以补虚为主，重点见补肾调理脾胃为先，寓补于攻，以防伤正。这为治疗慢性间质性肾炎提供了理论基础。

第七节　慢性肾盂肾炎的治疗

慢性肾盂肾炎是由致病微生物感染引起的慢性炎症，主要侵犯肾间质和肾盂、肾盏组织。由于炎症的持续和（或）反复发生导致肾间质、肾盂、肾盏的损害，形成瘢痕，以致发生肾萎缩和（或）慢性肾衰竭。在慢性期多表现为无症状性菌尿，夜尿增多，尿中有少量白细胞和蛋白等，全身症状少甚至无，半数以上患者有急性肾盂肾炎病史，起病隐匿，多为低热、头晕、疲倦乏力、纳差、腰酸等，但无明显的尿路感染症状如尿频、尿急、尿痛等。晚期可出现肾功能不全甚至尿毒症，慢性肾盂肾炎是导致慢性肾功能不全的病因之一。其并非由急性肾盂肾炎反复发作演变而来，慢性肾盂肾炎的发生往往伴有尿路解剖或功能的异常，其细菌性尿路感染是在尿路解剖异常的基础上发生的。需要病史、病原学明确的尿路感染以及明确的病理学改变才能诊断，其病理学表现为肾盂和肾盏有慢性炎症表现，肾盂扩大、畸形，肾皮质及乳头部有瘢痕形成，肾髓质变形，肾盂、肾盏黏膜及输尿管管壁增厚，严重者肾实质广泛萎缩。

本病属于中医学的"淋证（劳淋）"、"腰痛"、"虚劳"、"内伤发热"等范畴。其病位主要涉及肾、膀胱，与肝脾相关。病因主要为先天不足、后天失养、外邪侵袭、劳倦内伤、久病失于调摄等，正气亏虚是其根本原因。病性为正虚邪实、虚实错杂，正虚主要是脾肾亏虚。邪实则以湿浊、热毒、瘀血等病理产物内蕴脏腑为主，本病的基本病机为脾肾亏虚、湿热毒邪壅滞、瘀血阻滞肾络。

正气亏虚为其发病及复发的根本原因，主要为脾肾亏虚。淋之名称，始见于《黄帝内经》，淋证是以小便频急、淋沥不尽、尿道涩痛、小腹拘急、痛引腰腹为主要临床表现的一类病证，遇劳易发是劳淋的特征表现。汉代张仲景则在《金匮要略·消渴小便利淋病脉证并治》中对本病的症状作了描述："淋之为病，小便如粟状，小腹弦急，痛引脐中。"说明淋证是以小便淋沥不爽，尿道刺痛为主症。《中藏经》则根据淋证临床表现不同，提出了淋有冷、热、气、劳、膏、砂、虚、实八种，乃为淋证临床分类的雏形。关于劳淋，《诸病源候论·淋病诸候》云："诸淋者，由肾虚而膀胱热故也"，"劳淋者，谓伤劳肾气而伤热成淋也……劳倦即发也"。即"正气存内，邪不可干"，"邪之所凑，其气必虚"，故正气亏虚主要是脾肾亏虚，湿热之邪是贯穿疾病始终的病理因素，故有"无湿不成淋"之说。《素问·上古天真论》提到"肾者主水，受五脏六腑之精而藏之"，肾脏维持机体水液代谢，《素问·灵兰秘典论》又曰："膀胱者，州都之官，津液藏焉，气化则能出矣。"膀胱司贮尿与排尿，两者互为表里，共主水道，司决渎。脾为后天之本，主运化水谷精微。过食肥甘厚腻，饮酒过度，则易损伤脾胃，脾失健运则积湿化热，下注膀胱。老年或久病体虚，劳累过度，房事不节等均可致脾肾亏虚，外感湿热等邪与内生湿热之邪蕴结膀胱，则引起肾与膀胱气化不利而发为淋证。淋证日久湿热伤正，易损伤脾胃，使虚者益虚，而本病患者多有长期使用苦寒、清利中药或使用多种抗生素史，过分的苦寒、清利，耗阴伤阳，使脾肾俱伤，抗邪更加无力，故致疾病缠绵难愈。

湿、热、瘀之邪贯穿疾病始终，久居下焦为本病反复发作的重要原因。湿为阴邪，湿性趋下，湿性重浊，易下趋，袭阴位。《素问·太阴阳明论》提出："伤于湿者，下先受之"、"湿性趋下"、"下焦之病多湿"。湿邪亦有内外之分：外湿多由气候潮湿、涉水淋雨，或居阴湿之地等所致；内湿多由脾肾脏腑功能失调所致。且湿性黏滞，易兼他邪，湿邪使气机阻碍，使肾与膀胱气化失司而致水道不利发为淋证，湿邪缠绵难除，使疾病迁延。湿邪易与热结，朱丹溪在《格致余论·〈生气通天论〉病因章句辩》中云："六气之中，湿热为病，十居八九。"金代刘完素首先提出"积湿成热"理论，认为湿邪不去，蕴郁积聚，即可化热，而为湿热。并提出"火郁生湿"的理论，认为火热怫郁，水液不能宣通，停滞可生水湿，即"湿为土气，火热能生土湿"。湿邪日久郁而化热，无形之热与有形之湿二者胶着，黏滞更加难化，因此湿热之邪常贯穿本病的始末，湿热之邪日久，耗气伤阴，故可表现为低热、口干等。

瘀血阻滞肾络为其重要的病理改变，使得本病趋于复杂难愈。水湿内停，日久必致水瘀互结，朱丹溪谓："湿热熏蒸而为瘀。"张仲景在《金匮要略·水气病脉证并治》中指出："血不利则为水。"劳淋迁延日久"血受湿热，久必凝浊"；邪热耗液伤津，脉道干涩，血行不利则为瘀；"久病致虚、因虚致瘀"，"久病入络为瘀"，患者常表现为小腹胀满感、腰痛等，则为血瘀的表现。正如《金匮要略·惊悸吐衄下血胸满瘀血病脉证治》所指出："腹不满，其人言我满，为瘀血。"湿热瘀三邪相结，使得本病更加迁延难愈，因此瘀血阻滞在本病中普遍存在。

结合病机确立本病治法，以补脾益肾、清热利湿、活血化瘀，兼补气养阴为基本大法。急性发作期以标实为主，缓解期虚实夹杂，迁延期以本虚为主。缓解期虚实夹杂，治宜扶正祛邪兼顾，扶正而不碍邪，正胜而邪去。对于补益脾肾之剂，用药切忌温燥峻烈，唯恐助实，以犯"实实"之戒。迁延期本虚为主，治宜补虚培本。早期、急性期以湿热之邪为主，以清热利湿为主要治法，佐以扶正；缓解期虚实夹杂，补益脾肾、清热利湿并重；迁延期以脾肾本虚为主，故以补益脾肾为主要治法，佐以清热利湿、活血化瘀、益气养阴。因此急性期辨证应用八正散等清热通淋之类，但本病患者病史较长，以脾肾亏虚为发病基础，即使初起湿热较盛，亦不可过用苦寒清利之品，临床上可多用萆薢、石韦、白茅根等药性平和的清热利湿之品，兼有茯苓、白术、苍术健脾利湿之品，此时忌用党参、黄芪、肉桂、熟地黄等温补之品，以免闭门留寇。缓解期及迁延期可辨证使用六味地黄丸、无比山药丸、补中益气汤、续断、杜仲等健脾补肾之类，如《张氏医通·淋》："劳淋，有脾肾之分。劳于脾者，宜补中益气汤加车前、泽泻；劳于肾者，宜六味汤加麦冬、五味子。"佐以茯苓皮、泽泻、萆薢等清热利湿之品，桃仁、红花、赤芍、三七、丹参等活血化瘀之品，太子参、生地黄、麦冬等益气养阴之品，后期可使用地龙等血肉有情之品，临床上在辨证正确基础上，结合分期论治，随症加减。

中医认为慢性肾盂肾炎病因病机以脾肾亏虚为本，湿浊热毒、瘀血内阻为标，本着治病求本的理念，多从脾肾立论，扶正祛邪并用治疗慢性肾盂肾炎。因此在治疗上，以补土理论为基本指导，结合辨证论治及疾病分期，以补脾益肾、清热利湿、活血化瘀兼补气养阴为法。

第八节　慢性肾衰竭的治疗

慢性肾衰竭是由于各种肾脏疾病迁延日久，肾气衰竭，气化失司，湿浊尿毒不得下泄而发。临床上常见倦怠乏力、面色无华、面浮肢肿、神疲头晕、腹胀纳差、恶心呕吐、夜尿频多、畏寒喜暖等，严重者可见少尿无尿、神昏痉厥、不省人事、口中溺臭等症。

在中国古代医籍中并无完全与慢性肾衰竭相对应的病名记载。根据其临床症状，慢性肾衰竭可见于古籍"虚劳"、"关格"、"噎膈"、"癃闭"、"溺毒"等病名范畴之下，而现代中医则将本病统一命名为"慢性肾衰"。

中医学认为本病多由感受外邪、饮食不节、过劳伤气或先天不足等引起。慢性肾衰竭病程冗长，病机错综复杂，既有正气的虚损，又有实邪的蕴阻，可因虚致实，或因实致虚，虚实夹杂。正虚包括气、血、阴、阳的亏虚，邪实以湿浊、水气、血瘀为主，可伴有湿浊化热，有时兼有外邪等。其病及五脏，五脏虚损以脾肾为著，脾肾之气阳虚损，三焦气化障碍，五谷精微化生气血津液不足，津液输布不利，壅滞血脉，经久不去，则蕴积于体内酿为邪毒（湿浊、湿热、瘀血、浊毒等），最终使病情恶化，成为难治之症。

脾胃内伤是慢性肾衰竭发病的重要环节之一。《脾胃论·补脾胃泻阴火升阳汤》言："饮食不节，则胃先病，脾无所禀而后病。劳倦则脾先病，不能为胃行气而后病。"指出不管是饮食无所节制还是生活规律不当，过度劳倦，都会损伤脾胃而致病。脾胃往往互相牵连，正如《脾胃论·饮食伤脾论》所言"胃既伤则饮食不化，口不知味，四肢倦困，心腹痞满，兀兀欲吐而恶食，或为飧泄，或为肠澼，此胃伤脾亦伤明矣"。脾胃具坤土之德，在藏象中起到"中轴"的作用。正如《医碥·五脏配五行八卦说》中提到"脾脏居中，为上下升降之枢纽，饮食入胃，脾为行运其气于上下内外，犹土之布化于四时，故属土，于卦为坤、为艮"。脾为后天之本，其功能正常，则气血津液充足，环周而不休，滋养五脏六腑，四肢百骸；若脾失健运，气血生化无源，先天之精亦不能得到充养，精不化气，肾气一虚，邪之所凑，肾病则容易由此而生。水不化精而化生湿，易趋下焦而伤及下元，致肾不主水，而出现水肿之症，故肾病之本在脾也。

慢性肾衰竭的临床症状复杂多样，可涉及多个系统，表现为眩晕、纳差、恶心、呕吐、水肿、气促、少尿、无尿、皮肤瘙痒或感觉异常、肌肉抽搐、疼痛、乏力，甚至精神异常等。清代何廉臣《重订广温热论》描述了尿毒症的临床表现："溺毒入血，血毒上脑之候，头痛而晕，视力蒙眬，耳鸣耳聋，恶心呕吐，呼吸带有溺臭，间或猝发癫痫状，甚或神昏惊厥不省人事，循衣摸床撮空，舌苔起腐，间有黑点。"即便以中医辨证思维来看待，也往往是寒热虚实错综复杂。遵李杲"凡病颠倒难明，必从脾胃调理"的思维，许多中医大家如张琪、赵绍琴等都主张从脾胃论治慢性肾衰竭。因此，通过"补土"恢复中土之气化功能，可为中医药治疗慢性肾衰竭提供一些思路和想法。

本节从补土理论治疗慢性肾衰竭的消化道症状、心血管疾病、贫血、矿物质与骨代谢异常等方面进行论述。

一、慢性肾衰竭的消化道症状的治疗

消化道症状在慢性肾衰竭的病程中出现较早且常见，如恶心欲呕、食欲减退、反酸嗳气、腹胀、腹泻、便秘等，并且随着病情的进展而日益突出。调查显示[5]，非透析期慢性肾衰竭患者、维持血液透析或腹膜透析的慢性肾衰竭患者均比健康人更容易出现胃肠道疼痛、消化不良、便秘、腹泻、厌食等消化道症状。慢性肾衰竭患者合并消化道症状，不仅加重其营养不良、贫血甚至肾功能的减退，而且对患者心理健康和生活质量造成不良的影响[6]，应当引起重视。

中医学认为，慢性肾衰竭患者出现消化道症状是"邪盛正衰，正不胜邪"的结果，即脏腑亏虚，尤其脾虚为主，加之湿、浊、热、瘀等毒邪内蕴，侵犯三焦所致。正如补土流派之代表医家李杲所言"内伤脾胃，百病由生"，慢性肾衰竭患者脾虚失运、升降失常的病机发生之后，若未得到及时、合理的调治，必将形成邪实日盛、正气渐亏的病势，加剧"清阳不升、浊阴不降"之格局。临床上，早期患者出现神疲乏力、面色萎黄、肢体倦怠，是脾气亏虚的表现；随着病情的进展，则出现食欲不振、恶心欲呕、食入则吐、嗳气呃逆、脘腹胀满等典型的消化道症状，属脾土不运，邪实内盛。故"脾土不运，清阳不升、浊阴不降"是慢性肾衰竭伴见消化道症状的核心病机[7, 8]。

慢性肾衰竭的消化道症状波及范围广泛。脾气亏虚是慢性肾衰竭最早出现的证候，且贯穿于整个病程，继则脾病及胃，导致脾胃功能失调，后期则脾肾俱损。《素问·脉要精微论》言"藏真濡于脾，脾藏肌肉之气也"，可见慢性肾衰竭患者早期出现的疲倦、乏力、活动耐力下降，与脾的关系密切。《素问·太阴阳明论》指出"脾病不能为胃行其津液，四肢不得禀水谷气，气日以衰，脉道不利，筋骨肌肉，皆无气以生，故不用焉"，也明确说明四肢肌肉乏力，责之于脾。脾胃虚衰，诸症由生。《素问·玉机真脏论》还讲到"脾为孤脏，中央土以灌四傍，其太过与不及，其病皆何如？岐伯曰：太过则令人四肢不举；其不及，则令人九窍不通"。脾作为后天之本，主运化水湿，主升清阳。水谷所化生的精微之气被脾升举至上焦，滋养心肺，并由肺布达九窍、四肢以及皮肤，清阳之气出于头面官窍，九窍就会通利。反之，当脾虚失健，导致清阳不升，湿浊不化时，就有可能九窍不通。可见，脾胃失调影响广泛，可出现多种症状，波及头面、眼耳口鼻、四肢、皮肤、二便。

脏腑功能失调，是各种毒邪产生的病理基础。慢性肾衰竭早期发生的是脾肾功能失调，随着病情的进展，逐渐累及胃、三焦、肝、心、肺、脑等脏腑。及至脾肾衰败，五脏六腑气血阴阳俱损，体内湿、浊、痰、瘀各种实邪壅滞于内，进一步导致全身各种机能紊乱。焦安钦指出[9]，湿（水）毒、痰毒、溺毒、浊毒在慢性肾衰竭患者体内蕴积，源于脾胃功能失调。《内经知要·病能》言："脾主肌肉，亦主运化谷气，以生真气，土衰则形肉与中气俱衰，谷气减少，脾虚下陷，则上焦不行，下脘不通矣。"故当中土衰败时，湿、浊、痰、瘀等各种病理产物产生取代"真气"、"谷气"，蓄积而酝酿成毒。

毒邪内阻，加重脏腑虚损。随着肾功能的减退，尿毒症毒素的蓄积，湿浊、溺毒等病理产物蕴阻于内，进一步影响脾胃之升降，即由脾及胃，以胃失和降为主要病机，出现脘腹饱胀、纳呆、便溏、恶心、呕吐等症状。《素问·阴阳应象大论》曰："清气在下，则生飧泄；浊气在上，则生䐜胀。"《诸病源候论·小儿杂病诸候三》具体指出："若脾虚，冷移入于胃，食则不消。若肠虚，冷气乘之，则变下痢。"可见脾胃虚弱则容易表现为胃纳不佳，食不消化，腹泻便溏等症状。若尿毒素进一步蓄积，代谢性酸中毒进一步加重，可出现口臭、恶心、呕吐等症状；若脾病及肺，则表现为咳嗽、痰多、口中异味、皮肤瘙痒、色素沉着等。慢性肾衰竭涉及脾、胃、心、肺诸脏腑，其核心病机为湿浊中阻，脾胃和降失司，浊阴上犯，清阳不得升，浊阴不得降，上下逆乱。

故治疗上，应详察其虚实，根据病之虚实、实邪之所由来进行辨证治疗。譬如，慢性肾衰竭患者早期以肢体乏力、少气懒言等症状为主，其脉细而无力，知其中气不足，清阳不升，以人参、党参、黄芪补气升提、益气健脾，李中梓在《医宗必读·医论图说》中谈到"东垣以扶脾补气为主，气为阳，主上升，虚者多下陷，故补气药中加升麻、柴胡，升而举之，以象春夏之升"，常以补中益气汤主之。若症见胃纳不佳、腹满便溏、困倦不振，舌淡胖有齿印，脉濡或滑，则属脾虚湿蕴证，应以茯苓、白术、山药、白扁豆、薏苡仁等健脾利湿，方用参苓白术散加减；还有以脘腹胀满、嗳气、呃逆、大便不畅等症状为突出者，其脉弦而滑，属脾虚气滞证者，则予木香、砂仁、藿香等以行气醒脾；患者口干口苦、大便秘结或稀烂，提示脾虚夹有湿热，佐以清热祛湿之品如大黄、黄芩、黄连、蒲公英，湿热去则脾胃健。若患者出现纳呆、脘腹胀满、呕吐、嗳腐吞酸、大便臭秽，属于脾土不运，饮食不化，内生积滞之证，常用谷芽、麦芽、山楂、莱菔子、布渣叶以消食开胃，以助脾土之运化，方用保和丸或枳实导滞丸加减。若临床以脘腹胀满，尿少水肿，舌淡苔白，脉沉为主症者，属脾虚不能制水，水湿泛滥之证，则以健脾利水为基本治法，酌情辅以温阳行气，活血利水之法，方以实脾饮加减。此外，降浊攻下也有助于补土，若脏腑未虚极，尚可攻伐，则胃肠以降为顺，以通为和，可取解毒逐瘀攻下之法，从而恢复中土健运、气化、升降之机能，常用大黄牡丹汤，加丹参、积雪草、六月雪、蛇舌草等。

二、慢性肾衰竭的心血管疾病的治疗

心血管疾病（cardiovascular disease，CVD）是慢性肾衰竭患者首要死亡原因，同时也是影响患者预后的主要因素之一。其中充血性心力衰竭（congestive heart failure，CHF）是最常见的表现，古文献虽无"心肾综合征"、"慢性肾衰竭合并心衰"的病名，但历代中医典籍中有不少对其临床症状表现相同或相似疾病的论治记载。《素问·逆调论》曰："夫不得卧，卧则喘者，是水气之客也。夫水者，循津液而流也。肾者水脏，主津液，主卧与喘也。"《金匮要略》中水气病篇、痰饮咳嗽病篇等亦载"心水者，其身重而少气，不得卧，烦而躁，其人阴肿"，"夫病人饮水多，必暴喘满。凡食少饮多，水停心下，甚者则悸，微者短气，脉双弦者寒也，皆大下后虚，脉偏弦者，饮也"，"少阴脉紧而沉，紧则为痛，沉则为水，小便即难。脉得诸沉者，当责有水，身体肿重"。因此，根据典籍记载，慢性肾衰竭合并心衰可归属于中医学"胸痹"、"喘证"、"水肿"、"心悸怔忡"、"癃闭"、"痰饮"等范畴。而现代中医统一将其命名为"心衰病"。

慢性肾衰竭并发的心衰病，其病位主要在肾、心，涉及脾、肺二脏，发病始于慢性肾衰竭，日久发为心衰。而本病的基本病机是本虚标实，本虚多指脾、肾亏虚，标实则包括湿热、湿浊、浊毒、水湿、瘀血、痰饮等病理产物。中医认为，心主血脉，主一身之阳气，为阳中之阳，居上焦，五行属火；肾主水，主一身之阴液，居下焦，为阴中之太阴，五行属水；脾主运化，主统血，为阴中之至阴，居中焦，五行属土。脾为气血生化之源，血脉充盈乃心主行血的必要条件之一，而血的生成，有赖于脾肾。肾为先天之本，脾为后天之本，两者功能正常，则血脉气血充足，环周而不休，滋养五脏六腑，四肢百骸。若先天或后天之本失司，则气血生化无源，血脉空虚不利，日久发为心衰。

心主行血还有赖于宗气的推动，而宗气的生成，与脾和肺有关，《素问·经脉别论》云："饮食入胃，游溢精气，上输于脾；脾气散精，上归于肺；通调水道，下输膀胱；水精四布，五经并行。"脾之运化功能正常，则宗气生成旺盛以及推动有力，心之行血动力充足，血液才能正常地运行通达全身。《金匮要略·水气病脉证并治》云"血不利则为水"，故脾气亏虚，宗气不生或乏力，血运不畅，血瘀乃生，而血水同源，瘀血日久，必生水肿；《血证论·瘀血》中指出"血积既久，其水乃成"，《血证论·肿胀》又云"瘀血流注，亦发肿胀者，乃血液为水，故水肿乃血之水病"。当然，脾胃中土枢机不利，清气不升，浊气上逆蒙蔽心之阳气，心之行血乏力，瘀血水饮内生而见心衰之证候。

《景岳全书·肿胀》云："凡水肿等证，乃脾肺肾之脏相干之病。盖水为至阴，故其本在肾；水化于气，故其标在肺；水惟畏土，故其制在脾……脾虚则土不制水而反克。"脾有"制水之脏"之称，与痰湿水饮形成关系密切。脾土失司，制水不利，运化乏力，枢机不调，水道不通，水湿内生，则成痰饮水湿，水凌心肺，发为心衰。故《素问·至真要大论》曰："诸湿肿满，皆属于脾。"

朱震亨在《格致余论·房中补益论》中提出"人之有生，心为火居上，肾为水居下，水能升而火能降，一升一降，无有穷已，故生意存焉"。火下降于肾，与肾阳共同温煦肾阴，使肾水不寒；肾水上济于心，使心火不亢，两者"水火相济"；而水火升降运动亦赖脾胃气机协调。清代医家李用粹在《证治汇补·消渴》中曰"五脏之精华，悉运于脾，脾旺则心肾相交"，脾胃运化的水谷精微可滋养肾精，肾精充足则肾气上升；水谷精微化生血液，心得血养，则心火不亢而下降，从而维持"水火既济"、"心肾相交"的生理功能。心阳根于命门之火，而慢性肾衰竭后期因脾阳肾阳虚衰，无力温煦心阳，心主行血不利，瘀血内生，水液痰饮停聚，故出现心悸、喘咳、畏寒、汗出、肢冷等心衰表现。故《灵枢·经脉》曰："手少阴气绝，则脉不通，脉不通则血不流；血不流，则毛色不泽，故其面黑如漆柴者，血先死。"

《素问·太阴阳明论》言："脾者土也，治中央，常以四时长四脏，各十八日寄治，不得独主于时也。脾脏者，常著胃土之精也，土者生万物而法天地，故上下至头足，不得主时也。"说明脾胃承坤土之德，在藏象中起到"中轴"作用。故有"内伤脾胃，百病由生"之说，《医宗金鉴·删补名医方论》亦载"脾阳苟不运，心肾必不交"。强调脾位于枢纽之处，斡旋上下水火、阴阳交通的地位，从而指导慢性肾衰竭合并心衰病在临床上的中医治疗。

慢性肾衰竭合并心衰病主要临床表现为水肿、心悸、胸痹、喘咳、小便不利等，脾虚贯穿于慢性肾衰竭始终，包括合并心衰病，故在中医治疗上，补土理论指导尤为重要。

痰饮、水湿及浊毒是慢性肾衰竭的常见病理产物，病理产物凌心射肺则发为心衰病，所以病理产物是诱发和加重本病的重要因素。《素问·至真要大论》云："诸湿肿满，皆属于脾。"显然，恢复中土健运乃重点。《金匮要略·痰饮咳嗽病脉证并治》提出"病痰饮者，当以温药和之"；宋代严用和的《济生方·水肿论治》提出治法要"先实脾土……后温肾水"；无论中土虚与不虚，无论脾虚生水湿痰浊还是水湿痰浊困脾，均应以中土为轴，通过补中土以祛水湿痰浊或者祛水湿痰饮以醒运中土，从而使气机津液自能升降，枢机运动通畅，而人自健。诚如《医宗金鉴·痰饮咳嗽病脉证并治》云："水停心下，甚者病悸，已明其治矣……若呼之气短，是心肺之阳有碍也，用苓桂术甘汤以通其阳，阳气通则膀胱之窍利矣。吸之气短，是肝肾之阴有碍也，用肾气丸以通其阴，阴气通，则小便之关开矣。"《丹溪手镜·悸》云"凡治悸者，必先治饮，以水停心下，散而无所不至，浸于肺则喘咳；浸于胃则哕噎；溢于皮肤则肿；渍于肠则利下，可以茯苓甘草汤治之"；《伤寒论·辨少阴病脉证并治》云"少阴病，二三日不已，至四五日，腹痛，小便不利，四肢沉重疼痛，自下利者，此为有水气。其人或咳，或小便利，或下利，或呕者，真武汤主之"；李杲在《脾胃论·饮食伤脾论》中提到"五苓散治烦渴饮水过多，或水入即吐，心中淡淡，停湿在内，小便不利"；朱震亨在《丹溪心法·水肿》中提到"若遍身肿，烦渴，小便赤涩，大便闭，此属阳水，先以五皮散，或四磨饮，添磨生枳壳……若遍身肿，不烦渴，大便溏，小便少，不涩赤，此属阴水，宜实脾饮"。以上诸古籍记载表明，若为中土虚而水湿内生者，因培土制水，故温阳健脾以助水化；若为水湿痰饮内生困于脾土，则淡渗利湿、通阳蒸化以通水道，佐以健脾助运，故中阳振奋，脾运恢复，肾中有阳，水有所归，水有所摄，则痰饮水湿去，气机通达。以上诸方，以茯苓、白术、生姜、泽泻、猪苓、桂枝、附子、甘草为主，茯苓味甘淡，淡渗利湿，又能培脾土以复运化，标本兼顾，仲景用药对小便不利者会加茯苓，目的在于"利"。桂枝辛温通阳，痰饮水湿阴邪因阳虚而无法宣畅，故以桂枝增强茯苓化气行水之功，白术燥湿健脾，苓术相须，健脾祛湿之力尤著；生姜温中燠土，以温散水气；甘草甘平入脾，益气和中，常用桂枝、白术相配伍，以温中健脾协培土制水之力；泽泻泻脾气下溜导致的水中阴火，阴火去则水得宁。

总言之，痰饮、水湿及浊毒属阴属水，唯有土能制之，以顺应气机升降原则，通过调理脾胃，使后天资生有源，中气得复，该病总有转机。

三、慢性肾衰竭的贫血的治疗

慢性肾衰竭进展到终末阶段尿毒症期，全身各系统症状明显，肾性贫血为常见的并发症之一，其临床除慢性肾衰竭的一般表现外，常表现为疲乏无力、头晕、气短、耳鸣、注意力不集中等，一般检查提示血红蛋白下降至正常范围以下。祖国医学中虽没有肾性贫血的病名，但根据其证候特点，可将其归属于中医的"虚劳"、"血虚"、"肾劳"等范畴。其病位主要涉及脾、肾两脏，与肝相关。病因主要与先天不足、后天失养、外邪侵袭、劳倦内伤、久病失于调摄等因素有关。病性为正虚邪实，虚实夹杂，正虚以脾胃虚弱，肾精亏损最为关键，邪实则为水湿、浊毒、瘀血等病理产物内蕴脏腑为主，因此本病的基本病机为脾肾亏虚，气血乏源，湿浊瘀阻，五脏失荣。

正虚以脾肾亏虚，气血乏源为主。脾胃为气血生化之源，主纳运水谷。脾胃化生的水谷精微是生成血液最基本的物质。《医宗必读•肾为先天本脾为后天本论》说："一有此身，必资谷气。谷入于胃，洒陈于六腑而气至，和调于五脏而血生，而人资之以为生者也，故曰后天之本在脾。"《素问•经脉别论》云："饮入于胃，游溢精气，上输于脾，脾气散精……"《灵枢•决气》云："中焦受气取汁，变化而赤，而为血。"《灵枢•营卫生会》云："中焦亦并胃中，出上焦之后，此所受气者，泌糟粕、蒸津液，化其精微，上注于肺脉，乃化而为血，以奉生身。"中医认为脾胃为后天之本，气血生化之源。《明医指掌•诸血证二》中云："血者，水谷之精也，生化于脾。"《景岳全书•血证》云："生血之源，源在胃也。"当脾胃运化水谷精微功能旺盛时，机体的消化吸收功能健全，造血原料供应丰盈，则为化生精、气、血、津液提供足够的养料，从而使脏腑、经络、四肢百骸及筋肉皮毛等组织得到充分的营养，为进行正常生理活动提供可靠的保证，正如《素问•玉机真脏论》所言"中央土以灌四傍"。若脾胃运化水谷精微功能减弱，则机体消化吸收能力降低，造血原料缺乏从而出现机体消瘦和气血津液不足等各种病变。所以《素问•平人气象论》云："平人之常气禀于胃。胃者，平人之常气也。人无胃气曰逆，逆者死。"即我们常说的"有胃气则生，无胃气则死"。精是生命的本原物质，所以血液从根本上来说是由精所化生的。肾藏精，主骨生髓，为先天之本，精血同源，互相转化，互相资生，肾精充沛，可化生精血。《素问·六节藏象论》曰："肾者主蛰，封藏之本，精之处也。"《素问·上古天真论》云："肾者主水，受五脏六腑之精而藏之。"《素问·阴阳应象大论》言："肾主骨髓。"《诸病源候论·虚劳病诸候下》云："肾藏精，精者，血之所成也。"《景岳全书·血证》载："人之初生，必从精始，而血即精之属也。"由此可知，肾封藏精气，生髓，主骨，乃先天之本，肾中精气藏而不泄，则化生精血充足，若肾气虚损，精气虚弱，精髓不能化生血液，血源不足，必致血虚。此外，《张氏医通·诸血门》说："气不耗，归精于肾而为精；精不泄，归精于肝而化清血；血不泻，归精于心，得离火之化而为真血。"是说肾精充足，则肝有所养，血有所充，终则归于心，心火化赤而为血。肾之真阴，是全身阴液的根本，是血液化生的物质基础；肾之元阳，主宰人身之气化，为血液化生的动力源泉。脾气健运需要肾中阳气的温煦作用，脾之阳气所化精微可以充养肾脏，使精有所藏，故有"脾阳根于肾阳"之说。《理虚元鉴·治虚有三本》云："脾为百骸之母，肾为性命之根；水为天地之元，土为万物之母，二脏安和，诸经各活。"脾为后天之本，化后天之精微，肾为先天之本，藏先天之精髓，二者互为资生，相辅为用。脾肾之气充盛，则精有所藏，血有所化，气血冲和，无以为病；脾肾之气亏虚，则精血化源乏竭，脏腑失养，诸症皆起。脾主运化，须借肾中阳气以温煦；肾藏精气，又赖脾化精微以充养。由此可见脾肾两脏生理机能正常，才可以保证机体的生命活力，脾肾两脏亏虚，则生血不能，故致血虚。

邪实则以水湿、痰浊、瘀血内蕴为主。《素问·通评虚实论》云"精气夺则虚"，肾中精气亏损日久，肾元衰竭，则精血不生；肾气衰惫，脏腑受累，脾气衰弱，则升清功能失常，湿浊内停。脾肾同病，运化水液功能异常，水湿停聚，日久化生水湿、痰浊之邪，久则成瘀，水湿、痰浊、瘀血同源，瘀血源于血液，痰浊源于津液。津和血均由饮食水谷精微所化生。瘀血形成过程中常同时出现水液代谢障碍而导致水湿停聚成痰。水液代谢障碍亦可导致气血失调，气血运行不利而形成瘀血。故痰可生瘀，瘀可生痰，两者互为因果，朱震亨认为两者同为阴邪，同气相求，因此提出"自气成积，自积成痰，痰挟瘀血，遂成窠囊"的论点。《杂病源流犀烛·湿病源流》中云："脾气充盛，自能健运，内因之湿何由生，外来之湿何自成，痰即不能为患矣。"湿毒内阻，气机运行不畅，气滞血瘀，或久病入络，气虚无力推动血行而致瘀血内生，瘀血不去，则新血难生，加之水湿、瘀毒内阻，愈发损伤人体正气，使正虚邪实，加重病情，故肾性贫血后期表现以水湿、痰浊、瘀血内阻为主。这些病理产物均属于有形实邪，最终形成"因虚致实，虚中夹实"的局面。一方面，这些有形实邪蓄积脏腑，伤气耗血，阻碍气机，攻伐气血而致血虚；另一方面，疾病日久迁延，脏腑功能失调，水湿浊邪停滞，气血运行乏力，久病入络为瘀，终致浊瘀互结，瘀血不去，新血不生，加重血虚。

根据病机，肾性贫血在疾病早期应注重顾护脾肾，以健脾补肾养血立法，疾病中后期在治疗脾肾之本的基础上，配合利湿泄浊、活血祛瘀等法，标本兼治，使邪去正安，疾病乃愈。因此在治疗上，以补土理论为基本指导，结合辨证论治及疾病分期，可为中医药治疗肾性贫血提供一些思路和想法。

四、慢性肾衰竭的矿物质与骨代谢异常的治疗

慢性肾衰竭的矿物质与骨代谢异常（chronic kidney disease-mineral and bone disorder，CKD-MBD）以往常称为"肾性骨病"和"肾性骨营养不良"，是系统性矿物质和骨代谢紊乱，包括下列任一种或几种情况：钙、磷、甲状旁腺激素或维生素 D 代谢异常，骨转化、矿化、骨容量、骨骼线性生长或骨强度的异常，血管或其他软组织钙化[10]。低钙血症、高磷血症、活性维生素 D 水平降低均会导致甲状旁腺功能亢进，导致骨痛、骨骼畸形、皮肤瘙痒、贫血、神经系统异常、全身多脏器损害转移性钙化[11]。而且甲状旁腺功能亢进严重程度随慢性肾衰竭患者肾小球滤过率水平的下降而不断加重，病情发展至终末期肾脏病的透析患者，CKD-MBD 的发病率几乎达 100%[12, 13]。

中医既往无针对 CKD-MBD 的病名，根据其临床表现，可归于中医学"骨痿"、"骨痹"等范畴。由于骨与肾密切相关，《素问·阴阳应象大论》云"肾生骨髓"，《素问·六节藏象论》云"肾，其华在发，其充在骨"，《素问·四时刺逆从论》云"肾主身之骨髓"，一般认为 CKD-MBD 的基本病机是肾精亏虚，精不生髓，骨失所养，应从肾论治。然而，临床上 CKD-MBD 患者常见单用补肾益髓方药，效果欠佳，因此需要重新思考 CKD-MBD 的核心病机。

CKD-MBD 从本质看是体内矿物质（钙磷）的比例相对异常，"高磷低钙"的核心是出入的问题（钙吸收减少或不在其位，不在骨而沉积在血管，出现血管钙化，排磷减少，继发甲状旁腺功能亢进），从中医上可归于气机升降出入失司。《素问·六微旨大论》指出"非出入，则无以生长壮老已；非升降，则无以生长化收藏"，脾胃为人体升降出入之枢纽。《素问·经脉别论》言："食气入胃，散精于肝，淫气于筋，食气入胃，浊气归心，淫精于脉。饮入于胃，游溢精气，上输于脾，脾气散精，上归于肺，通调水道，下输膀胱，水精四布，五经并行……"可见脾胃是气机升降出入的枢纽，是五脏精气运化周身的关键。《素问·平人气象论》云"藏真下于肾，肾藏骨髓之气"，肾藏精生髓主骨，为先天之本。"后天养先天"，肾精必须得到脾运化的水谷精微之气不断资生化育，才能充盛不衰，滋养骨髓。同时考虑慢性肾衰竭的病变过程中，往往伴随邪实结聚于内，如浊毒瘀血，或湿热砂石，或湿热瘀毒等，邪气结聚影响肾精生化，"囊土壅水"，必于通腑泄浊，使邪气得退，肾精始生。《脾胃论·脾胃胜衰论》中有云："百病皆由脾胃衰而生。"脾胃是元气之本，"元气之充足，皆由脾胃之气无所伤，而后能滋养元气"。"脾胃之气既伤，而元气也不能充，而诸病之所由生也"。脾胃

为升降之枢，"盖胃为水谷之海，饮食入胃，而精气先输脾归肺，上行春夏之令，以滋养周身，乃清气为天者也；升已而下输膀胱，行秋冬之令，为传化糟粕，转味而出，乃浊阴为地者也"。因此，CKD-MBD 的病机为脾胃升降失司，精髓不生，肾无髓可藏，骨失所养。

现代医学认为，高磷血症是 CKD-MBD 继发性甲状旁腺功能亢进的核心环节。饮食中的含磷食品是导致慢性肾衰竭患者高磷血症的重要因素之一，因此从源头上控制磷的摄入可能有助于控制高磷血症。但是控制含磷物质的摄入常常伴随优质蛋白摄入的减少，容易导致慢性肾衰竭患者出现营养不良。由于 CKD-MBD 饮食限磷，后天失养，脾胃更虚。李杲在《脾胃论·阴阳寿夭论》中曰："地气者，人之脾胃也。脾主五脏之气；肾主五脏之精，皆上奉于天，二者具主生化之奉升浮，是知春生夏长皆从胃中出也。"因此，CKD-MBD 的病机中，肾虚虽为发病之源，但脾虚为现症之急，治疗上，可从调脾补土入手。

慢性肾衰竭患者大多会出现纳差的情况，根据其脾胃虚弱的程度与偏重，分为脾气虚弱、脾阳虚、脾阴亏虚等。脾气虚弱者，以四君子汤为代表，酌加益气健脾药，如人参、黄芪、茯苓、白术、怀山药、薏仁等。脾阳虚者，以理中丸为代表，酌加鹿茸、冬虫草等。脾阴虚者，以沙参麦冬汤为代表，酌加芡实、莲子、枸杞、黄精等益肾摄精药。现代研究表明，人参、黄芪、紫河车、鹿茸、补骨脂、淫羊藿、肉苁蓉、菟丝子、熟地等具有类性激素作用，能起到性激素替代作用，其中部分药物对下丘脑-垂体-肾上腺轴形态与功能有改善作用，增强 1，25-$(OH)_2D_3$-1-α 羟化酶活性、减缓骨量丢失、抑制骨吸收，并增强免疫功能，改善胃肠道吸收功能。桃仁、红花、川芎、延胡索、郁金、丹参等活血通络类药物有改善微循环等作用；此外，威灵仙、防己、秦艽、乌梢蛇、独活等祛风通络药物有抗炎、镇痛作用，能缓解全身或局部骨关节疼痛。

需特别注意的是慢性肾衰竭患者在疾病后期需要进行肾脏替代治疗（如血液透析、腹膜透析、肾脏移植等），其临床特点与非透析患者相比有特殊之处。维持性血液透析的患者，由于限制水液摄入，加上维持血液透析使真阴亏损，透析后的患者有以下方面变化，一是皮肤逐渐变黑，出现肾之本色，二是逐渐消瘦、肌力下降、肌肉酸痛、皮肤瘙痒，其关键病机之一是脾阴受损，血虚生风。

参 考 文 献

[1] 邹燕勤，王钢. 孟河医派临床大家邹云翔论治肾病经验[J]. 江苏中医药，2016，48（6）：1-5.
[2] 李淑菊，张琪. 国医大师张琪教授治疗肾病注重调脾胃的学术思想[J]. 中国中西医结合肾病杂志，2015，16（9）：756-757.
[3] 焦剑. 张大宁治疗肾病水肿的经验[J]. 吉林中医药，2005（2）：4-5.
[4] 陈荣源，孙红颖，韩东彦. 聂莉芳运用调理脾胃法治疗难治性肾病综合征水肿的经验[J]. 上海中医药杂志，2007（5）：48-49.
[5] Dong R, Guo Z Y, Ding J R, et al. Gastrointestinal symptoms: a comparison between patients undergoing peritoneal

dialysis and hemodialysis[J]. World 　J Gastroenterol，2014，20（32）：11370-11375.

[6] Strid H，Simrén M，Johansson A C，et al. The prevalence of gastrointestinal symptoms in patients with chronic renal failure is increased and associated with impaired psychological general well-being[J]. Nephrol Dial Transplant，2002，17（8）：1434-1439.

[7] 吴禹池，许苑，卢钊宇，等. 黄春林教授从脾肾相关理论指导慢性肾脏病症状管理的经验[J]. 世界科学技术-中医药现代化，2016（6）：968-971.

[8] 吴禹池，许苑，苏国彬，等. 终末期肾病患者的消化道症状及其中医对策——基于黄春林教授病证结合学术思想的临证思路[J]. 中华中医药学刊，2017（3）：703-706.

[9] 焦安钦. 试论慢性肾脏病消化道症状的中医证候特点[J]. 中国医药导刊，2011，13（12）：2154-2156.

[10] Moe S M，Drüeke T B，Block G A，et al. KDIGO clinical practice guideline for the diagnosis，evaluation，prevention，and treatment of Chronic Kidney Disease-Mineral and Bone Disorder（CKD-MBD）[J]. Kidney Int Suppl，2009（113）：S1-S130.

[11] Islam M Z. Overview of renal osteodystrophy and current therapeutic approach[J]. Journal of Medicine，2011，12（1）：45-49.

[12] Ghosh B，Brojen T，Banerjee S，et al. The high prevalence of chronic kidney disease-mineral bone disorders：A hospital-based cross-sectional study[J]. Indian J Nephrol，2012，22（4）：285-291.

[13] Chiroli S，Mattin C，Belozeroff V，et al. Impact of mineral and bone disorder on healthcare resource use and associated costs in the European Fresenius medical care dialysis population：a retrospective cohort study[J]. BMC Nephrol，2012，13：140.

下篇　补土理论在肾系疾病中的运用案例

第四章 补土理论治疗慢性肾炎案例

案例 1 益气养阴，清热祛湿活血法治疗慢性肾炎案

方某，男，52 岁，2009 年 5 月 20 日初诊。

主诉 反复镜下血尿 9 年。

现病史 患者 9 年前体检发现尿常规潜血++，尿红细胞 60 个/μl，间断门诊中药治疗，复查尿蛋白波动于-~+，潜血波动于++~+++，泌尿系彩超及血肌酐正常。因反复尿检异常，遂来诊。

症见 平素易疲倦乏力、口干咽燥，时有五心烦热，腰酸，纳眠一般，夜尿 1 次，大便烂，舌淡红，苔薄黄，脉细。

既往史 无特殊。

辅助检查 2009 年 5 月 20 日查尿常规：潜血++，蛋白-。

中医诊断 尿血。

中医证型 脾肾气阴两虚，湿热瘀阻。

西医诊断 慢性肾炎。

治法 益气养阴，清热祛湿活血。

中药处方 太子参 15g，旱莲草 15g，女贞子 15g，黄芪 15g，白芍 15g，丹参 15g，白茅根 15g，茜根 15g，甘草 5g。

上述中药加水煎至 200ml 内服，每日 1 剂，共 7 剂。

2009 年 5 月 27 日二诊：

刻下症 患者腰酸较前好转，纳眠可，尿中少许泡沫，大便调，舌淡红，苔薄白，脉细滑。复查尿常规：潜血++，蛋白-。血肌酐 116μmol/L。反复腰酸、尿中有泡沫考虑为湿邪困腰，加强健脾祛湿。上方加白术 15g。中药汤剂水煎至 200ml 内服，每日 1 剂，共 30 剂。同时给予广东省中医院院内制剂三芪口服液，每次 1 支，一日 3 次口服。

随后门诊随诊，2012 年 11 月住院肾穿刺活检示慢性肾炎综合征（局灶增生性肾小球肾炎）。以中药治疗为主，在上方基础上随症加减。2013 年 10 月 30 日复查尿常规阴性，血肌酐 110μmol/L。后复诊未诉特殊不适。至 2015 年（发病 15 年），复查肾功能仍稳定。

按语

本病患者体检发现镜下血尿，结合微观辨证，从中医病名符合"尿血"的范

畴，结合患者后续随诊肾穿刺活检病理结果，符合西医慢性肾炎诊断。

本案患者平素易疲倦乏力、口干咽燥、五心烦热、舌质淡红为气阴两虚之象；大便烂为脾气虚，水谷运化失常，肠道分清泌浊功能失司；腰酸为主症，时有尿中泡沫，考虑为肾虚腰府失养，湿邪困腰之象，肾失封藏，精微不固，下注膀胱，可见蛋白尿。患者夜尿、脉细，肾阴不足，虚热内扰，肾络受损出现血尿。患者病程迁延，气血不通，瘀血阻滞，久病必瘀，故本案患者初诊辨证属脾肾气阴两虚，湿热瘀阻。接诊初期，考虑患者脾肾气虚为本虚，兼有湿邪内蕴化热之象。故治疗上，以益气养阴，健脾补肾为主，黄芪、太子参健脾益气，旱莲草、女贞子养阴填精，白芍养阴活血，丹参活血化瘀，白茅根、茜根以清湿热、止血尿，甘草补中调和诸药。

初诊服药后患者腰酸、胃纳好转，舌苔由黄转白，考虑患者湿热之标实渐消，仍有腰酸、尿中泡沫之症，考虑为水湿困腰，气血不通之象，故在原方基础上加白术健脾燥湿，顾护脾土。患者二诊仍有尿血，予加强健脾益气，活血化瘀之力，加用口服院内制剂三芪口服液（主要成分：黄芪、三七等）。经门诊调理，随诊期间，患者正气渐充，肾功能稳定。后期以气阴两虚为主要表现，故以益气养阴，扶正固本为主，主方不变，随证加减。因久病多瘀，故活血化瘀贯穿于整个治疗过程。

《明医指掌·诸血证二》中言："盖心主血，通行经络，循环脏腑，若得寒则凝涩，得热则妄行，失其常道，则溢渗于脬[pāo，膀胱]，小便出血也。"从上述描述可得知以火热立论论尿血；而李梴在《医学入门·溺血》中除认识到"暴热实热"致病外，从其用药来看，尚有虚损房劳以及久病损伤肝肾阴精、阳气而致尿血的认识。《景岳全书·血证》的论述颇详："若心气不定，精神外驰，以致水火相残，精血失守者……若脾肺气虚下陷，不能摄血而下者……好色者，必虚也。"病因上更强调内因七情、劳欲所伤；病机上对虚实寒热两方面都有阐明。结合慢性肾炎的病机，考虑存在虚实夹杂。故治疗上，当以扶正祛邪为法，补中气，脾气足则摄约血液循行于经脉之中，使其不致溢出脉外而为出血。且中气足，脾升胃降，中焦斡旋不息，生命欣欣向荣，三焦通调，气血精液运行通畅。故患者经治疗后正气充，中气足，湿邪自去，热象可退，后复查尿血减少。同时治疗期间注重活血化瘀，气行则血行，故治疗上，以调补中气，补肾填精，活血化瘀为主线。

案例2 益气活血，利湿化浊法治疗慢性肾炎案

张某，男，53岁，2009年7月24日就诊。

主诉 反复泡沫尿4年。

现病史 患者2005年7月开始发现尿中有泡沫，遂至当地医院查尿常规示蛋白++，当地医院诊断为"慢性肾小球肾炎"，先后予以缬沙坦和复方肾炎片、

肾炎四味片等治疗，多次复查尿蛋白波动在+～+++，24 小时尿蛋白定量在 0.67～1.15g。2009 年 5 月 8 日在外院行肾穿刺活检，病理结果提示 IgA 肾病，中度系膜增生伴局灶节段性肾小球硬化、间质广泛纤维化；给予雷公藤多苷片、金水宝胶囊治疗 2 月余，尿蛋白仍有波动。遂于 2009 年 7 月 24 日来诊。

症见　疲倦乏力，腰膝酸软，常有咽部不适，眼睑轻度浮肿，纳较差，眠可，小便多泡沫，夜尿 1 次，大便每日 1 次，质干，舌淡暗，苔白腻，脉细滑。

既往史　既往无高血压、糖尿病、乙肝等病史。

辅助检查　尿常规：潜血++，蛋白+。

中医诊断　尿浊。

中医证型　脾肾气虚，湿浊瘀阻。

西医诊断　IgA 肾病（中度系膜增生伴局灶节段性肾小球硬化、间质广泛纤维化）。

治法　益气活血，利湿化浊。

处方　黄芪 20g，党参 15g，白术 15g，桃仁 10g，泽兰 15g，丹参 20g，山萸肉 10g，制首乌 15g，菟丝子 15g，盐杜仲 15g，薏苡仁 30g，茯苓 20g，春砂仁 5g（后下），甘草 5g。

上述中药加水煎至 200ml 内服，每日 1 剂，共 14 剂。

三芪口服液，每次 1 支，每日 3 次；百令胶囊，每次 4 粒，每日 3 次；缬沙坦，每次 80mg，每日 1 次。

2009 年 8 月 21 日二诊：

刻下症　腰酸乏力减轻，眼睑轻度浮肿消失，胃纳好转，大便软，舌淡暗，苔薄白，脉细滑。复查尿常规：蛋白++；24 小时尿蛋白定量 0.59g。中药在前方基础上减党参、山萸肉、盐杜仲、薏苡仁，加石韦 20g、山药 15g。中药汤剂水煎内服，日一剂，共 30 剂。服药后复诊，患者无特殊不适，此方维持用药半年（中药汤剂隔日 1 剂服用），病情稳定，血尿、蛋白尿消失。

按语

患者反复蛋白尿多年，伴有腰膝酸软、乏力、浮肿等临床表现，西医病理诊断为 IgA 肾病；四诊合参，中医方面属"尿浊"范畴。患者精神疲倦、乏力、纳差为脾虚失运，气血精微运化失司，四肢不充之象；腰膝酸软为肾虚腰府失养，肾精不充之象；小便有泡沫为气虚失摄，精微不固，下泄膀胱之象；颜面浮肿为三焦运化失司，水气通调不畅，湿浊泛溢肌肤之象；夜尿为肾虚不固，膀胱气化失司所致；舌暗、久病，且肾穿提示肾小球硬化、间质广泛纤维化，结合微观辨证，考虑为血瘀内阻。慢性肾炎病机主要与脾、肾病变有关。治疗上以益气健脾补肾为主，方选四君子汤为主健脾气，山萸肉、制首乌、菟丝子、盐杜仲等益肾精；虽为虚证，但不可一味妄补，肾脏病理提示以硬化为主，则加用活血化瘀之品，如桃仁、丹参、泽兰等；再佐以少许春砂仁化湿，除去诸补药之滋腻。经治疗半年后，患者症状完全缓解，蛋白尿消失，肾功能维持稳定。我院杨霓芝教授治疗肾病经验：认为IgA肾病病程缠绵，经常反复发作，因此，应强调益气为主，兼顾活血。益气活血法不但可调节免疫功能，减少疾病的复发，而且可以通过减少蛋白尿、改善血液流变学、降低血脂等机制，最终达到延缓肾脏纤维化进展的目的。

《素问·经脉别论》："饮入于胃，游溢精气，上输于脾，脾气散精，上归于肺，通调水道，下输膀胱，水精四布，五经并行。"水液代谢与肺、脾、三焦、肾、膀胱密切相关。脾主运化，既能运化水谷精微，也能运化水液。肺主宣发，使水液布散到周身皮毛，由汗孔排泄；肺主肃降，使无用的水液下归于肾，输注膀胱，排出体外，故有"肺主行水"，"肺为水之上源"之说。其本在脾胃，脾胃虚弱，无以输布水液于肺，肺气不足，失于宣降，水液泛溢肌肤，故治疗以调脾胃为本。脾胃精气充足，则水液散布各司其道。在顾护后天之本的同时，处方配合补肾填精之品，先后天之本壮实，气血通畅，湿浊自消，减少疾病反复。

案例3 益气活血，清热利水消肿法治疗慢性肾炎水肿、纳差案

黄某，女，34岁，2012年10月10日就诊。

主诉 双下肢浮肿2个月。

现病史 患者2个月来无明显诱因出现颜面及双下肢浮肿，伴有小便减少，曾在某院查尿常规：蛋白+++。诊为"慢性肾炎"，口服雷公藤等药物治疗，病情反复，为求进一步治疗，遂来诊。

症见 神清，精神疲倦，面色萎黄，少气乏力，颜面及双下肢中度浮肿，双侧腰部隐痛，劳累后尤甚，胃纳差，口干苦，小便黄，大便干，舌淡暗、边有齿痕，苔黄腻，脉沉细。

既往史 否认高血压、糖尿病、肝炎、肺结核等病史。

查体 颜面、双下肢中度浮肿。

辅助检查 尿常规：蛋白+++；24小时尿蛋白定量为2.8g。血生化：尿素氮8.7mmol/L，肌酐176μmol/L。

中医诊断 水肿病。

中医证型 脾肾气虚，湿热瘀阻。

西医诊断 慢性肾炎。

治法 益气活血，清热利水消肿。

处方 黄芪15g，白术15g，茯苓15g，党参15g，猪苓15g，泽泻10g，车前子10g，茵陈15g，桃仁10g，泽兰10g，生甘草5g。

上述中药加水煎至200ml内服，每日1剂，共30剂。

2012年11月21日二诊：

刻下症 患者精神佳，无颜面及双下肢浮肿，双侧腰部隐痛明显减轻，纳可，

二便调，舌淡红，苔薄白，脉细。复查尿常规：蛋白-；24 小时尿蛋白定量为 0.6g；血尿素氮、肌酐均正常。续用中药汤剂及中成药调理，坚持门诊治疗 1 年，患者无明显不适，各项检查无异常，病情稳定，未见复发。

按语

水肿发为病，与肺脾肾三脏密切相关。《素问·至真要大论》："诸湿肿满，皆属于脾。"肿满多为湿聚，故《黄帝内经》中认为凡浮肿、胀满一类湿邪壅滞的疾病，当归之于脾脏的功能失常。脾主运化水湿，脾失健运，水湿内停，聚而为肿满。《丹溪心法·水肿》云："水则肾主之，谷则脾主之，惟肾虚不能行水，惟脾虚不能制水，胃与脾合气，胃为水谷之海，又因虚而不能传化焉，故肾水泛溢，反得以浸渍脾土，于是三焦停滞，经络壅塞，水渗于皮肤，注于肌肉而发肿矣。"脾为后天之本，主运化、升清、统摄血液等，人体水液经脾脏运化升清以布散周身。本案患者脾气虚衰，水液布散失司，故患者可见浮肿；肾虚腰府失养，故见腰部隐痛；脾虚失于健运，水谷运化失司，故见舌边齿痕、纳差、苔腻。水湿内蕴化热，水液不能上输于口，小肠分清泌浊失调，故见口干口苦、大便干结。本病虚实夹杂，初起以湿热为多，属实，治宜清热利湿。治疗上，以益气活血，清热利水消肿为法，方选四君子汤加减。方中党参为君，甘温益气，健脾养胃。臣以苦温之白术，健脾燥湿，加强益气助运之力；佐以茯苓健脾渗湿，苓术相配，则健脾祛湿之功益著。使以甘草，益气和中，调和诸药。四药配伍，共奏益气健脾之功。《丹溪心法·水肿》言："使脾气得实，则自健运，自能升降。运动其枢机，则水自行。"结合病因，脾主运化、升清，故调理脾胃升降为本病治疗之根本，加黄芪补气升阳，增强阳气提升之力。加猪苓、泽泻淡渗利水消肿，桃仁、泽兰活血化瘀通络；考虑本案患者兼夹湿热，予车前子清热通淋，茵陈清热利湿。经治疗后，患者浮肿消退，腰酸痛减轻，胃纳好转，苔由黄腻转薄白，湿热之象渐清。

慢性肾炎病情缠绵，治疗较为棘手，预后较差；若病情逐渐发展至慢性肾炎晚期，由于肾单位不断被毁损，使剩余的肾单位越来越少，纤维组织增生，肾脏萎缩，最终导致肾衰竭。慢性肾炎多为本虚标实之证，本虚为肺脾肾三脏气血阴阳的亏虚，在病情不同阶段各有所侧重，临床以脾肾气虚最常见；标实多为瘀血、湿浊、湿热，其中，又以瘀血最为关键。我科学术带头人杨霓芝教授提出慢性肾炎多以气虚为本，以血瘀为标，因气虚而发病，因血瘀而致疾病迁延难愈。治疗多以益气活血为基本治法，主张扶正与祛邪并举。通过益气调整机体的免疫功能，通过活血改善体内的微循环障碍，达到改善临床症状、稳定或逆转肾功能损害的目的，从而延缓肾小球硬化的进程。

案例 4 益气养阴，清热利湿活血法治疗慢性肾炎合并肾衰竭案

林某，37 岁，2011 年 3 月 9 日就诊。

主诉 发现镜下血尿、蛋白尿，肌酐升高 1 年余。

现病史　患者 2009 年 11 月在当地医院体检发现血压 190/140mmHg,尿常规潜血+++,蛋白+++,24 小时尿蛋白定量 3.0g,血肌酐 166.4μmol/L。当时无特殊不适,行肾穿刺活检提示 IgA 肾病(Ⅲ型,Hass 分类),同年 12 月开始服用泼尼松 30mg,每日 1 次+他克莫司 3mg,每日 1 次抑制免疫。2010 年 4 月尿蛋白转阴,激素及他克莫司逐渐减量,现免疫方案为泼尼松 12mg,隔日 1 次+他克莫司 1mg,每日 1 次,血肌酐波动于 126~243μmol/L,为求中医治疗遂来诊。

症见　精神疲倦,面色少华,口干口苦,腰酸软,皮肤瘙痒,纳眠一般,小便夹泡沫,夜尿 1 次,大便日一行。舌暗红,舌底脉络迂曲,苔薄黄腻,脉细。

既往史　无特殊。

过敏史　磺胺类药物过敏。

查体　腹部平软,移动性浊音阴性,肝肾区无叩击痛,颜面及双下肢无浮肿。

辅助检查　2011 年 3 月 9 日查生化:白蛋白 41.7g/L,肌酐 147μmol/L;24 小时尿蛋白定量 298mg。

中医诊断　①尿浊;②慢性肾衰。

中医证型　气阴两虚,湿瘀热结。

西医诊断　①IgA 肾病;②慢性肾脏病 3 期。

治法　益气养阴,清热利湿活血。

处方　女贞子 15g,旱莲草 10g,太子参 20g,生地 30g,蒲公英 15g,牡丹皮 15g,桃仁 15g,红花 5g,泽兰 15g,田七粉 3g(冲服),土茯苓 15g。

水煎服,每日 1 剂,共 14 剂。

配合甲泼尼龙每次 12mg,隔日 1 次;他克莫司每次 1mg,每日 1 次;厄贝沙坦每次 0.15g,每日 1 次;海昆肾喜胶囊每次 0.44g,每日 3 次。

2011 年 4 月 20 日二诊:

刻下症　患者精神较前好转,无口干口苦,腰酸软较前好转,仍有皮肤瘙痒,小便夹泡沫,大便调。舌暗红,舌底脉络迂曲,苔薄黄微腻,脉细。中药在上方基础上去土茯苓,加黄芪 20g 补益中气,加丹参 20g 活血,加地肤子 15g 清热止痒。水煎服,每日 1 剂,共 30 剂。

后患者定期每 3 个月随访。2011 年 9 月尿蛋白转阴,血肌酐稳定于 150μmol/L左右。其后患者症状明显好转,无明显腰酸腰痛,无皮肤瘙痒等不适,长期服药随访。至 2017 年 4 月复查血肌酐 305μmol/L,仍在随访。

按语

IgA 肾病目前的发病机制不确定,考虑为多种因素参与,其临床表现多种多样,常见镜下血尿,伴或不伴蛋白尿。在那些发生显著蛋白尿和(或)血清肌酐浓度升高的 IgA 肾病患者中,发病 10 年时 15%~25% 的患者可进展为终末期肾病,在发病 20 年时 20%~30% 的患者可进展为终末期肾病。本案患者随访 6 年,病情稳定,自觉症状较前明显好转,治疗本案患者早期以控制蛋白尿,后期以稳定血肌酐为主。中医以补脾肾为本，延缓疾病进展。

　　本案患者精神疲倦、面色少华、乏力、胃纳差乃脾气虚，形体、头面失养之象；脾主运化，运化水谷精微，为生化之源，以滋养全身各部；腰膝酸软为肾气亏虚，腰府失养所致；夜尿增多为肾虚膀胱气化失司，固摄无力；尿中泡沫为气虚不固，精微下注；患者长期服用激素，火热之品易伤阴津，故患者可见口干、脉细，因此在遣方时加用二至丸（女贞子、旱莲草）补肾养阴填精，生地补肾填精；患者口苦、皮肤瘙痒、苔薄黄腻为湿热上犯于口，外溢肌肤，故在首诊遣方时加强清热祛湿之力；考虑患者久病血瘀明显，舌底脉络迂曲并予清热活血行血之药，因此选用蒲公英、土茯苓清湿热，牡丹皮、桃仁、红花清热活血化瘀，田七粉加强活血化瘀之力，同时予泽兰活血利水。经治疗后，患者湿热之象渐去，治疗重心以保护肾脏功能，减少蛋白尿漏出，故在治疗中注重扶正祛邪。

　　南宋严用和始重视扶正之法，明确提出"实脾土、温肾水"。《重订严氏济生方·水肿论治》云："治疗之法，先实脾土，脾实则能舍水，土得其政，面色纯黄，江河通流，肾水行矣，肿满自消。其次温肾水，骨髓坚固，气血乃从……中焦温和，阴水洋流，然后肿满自消。"创立了实脾散和加味肾气丸，为历代医家赏用（许叔微《普济本事方》中亦有实脾散，但较严氏实脾散少茯苓、白术、木香、厚朴四味）。在本案患者长期随访治疗中，注重调补脾肾，补益先后天之本。黄芪补益脾气，气足则运化正常，厚实后天之本；女贞子、旱莲草组成二至，两者按照采摘季节一冬一夏，一阴一阳，合用有交通阴阳，顺应四时之妙，并可相互促进，滋肝肾，强筋骨，清虚热，疗失眠，凉血止血，乌须黑发。本案例治以清湿热，健脾补气，调补中土，健运脾胃，同时补肾填精，固护正气，目前患者肾功能稳定，仍持续随访。

第五章　补土理论治疗肾病综合征案例

西医治疗原发性肾病综合征，一般均须通过肾活检明确其病理改变类型，为治疗方案的选择和预后的估计提供依据。主要药物有激素、细胞毒类药、钙调神经酶抑制剂等。肾病综合征的治疗疗程长，激素及免疫抑制剂的使用又可能带来感染、肝肾损害、骨髓抑制等诸多副作用。从历代医家的著述及临床诊治经验中，我们可以知道，健脾补土法可为治疗肾病综合征的有效方法之一。下面通过医案举例说明。

案例1　益气健脾补肾，清热祛湿法治疗肾病综合征案

张某，男，23岁，2014年5月9日来诊。

主诉　反复颜面及双下肢浮肿9年余，腹胀纳差半个月。

现病史　患者2005年2月出现颜面及双下肢浮肿，查24小时尿蛋白定量7395mg；血清白蛋白14.1g/L，于广东省人民医院行肾穿刺活检术，病理提示肾小球微小病变，诊断为"肾病综合征，微小病变型"，给予泼尼松60mg，每日1次，口服，出院后予足量激素+环磷酰胺治疗（总量为4g），尿蛋白转阴。后患者激素减量时反复出现尿蛋白，曾改用激素+吗替麦考酚酯、激素+他克莫司等治疗方案，均于规律减量时出现尿蛋白，共复发11次。现服用甲泼尼龙（6mg，隔日1次）+吗替麦考酚酯（0.25mg，隔日1次，0.5mg，隔日1次）。半个月前患者开始出现腹胀纳差，2014年5月5日复查尿常规：尿蛋白+++，考虑病情复发，遂来诊。

症见　患者神清，精神疲倦，颜面及双下肢浮肿，腹胀，纳差，口干无口苦，稍尿频急，尿色黄，小便夹泡沫，时有大便稀烂。舌淡暗，舌底络脉迂曲，苔黄腻，脉细滑。

既往史　否认高血压、糖尿病、乙肝、结核等病史。

辅助检查　2014年5月5日尿常规：潜血++，蛋白质+++；24小时尿蛋白定量12 605mg，尿蛋白浓度3342mg/L；血红蛋白127g/L；生化：总蛋白53.8g/L，白蛋白31.1g/L，肌酐57μmol/L，血糖3.24mmol/L，血钙1.97mmol/L。

中医诊断　水肿病。

中医证型　脾肾气虚，湿热内阻。

西医诊断　肾病综合征（微小病变型）。

治法　益气健脾补肾，清热祛湿。

处方 黄芪 30g，太子参 20g，茯神 20g，山药 20g，旱莲草 15g，女贞子 15g，菟丝子 15g，蛇床子 10g，黄精 15g，藿香 15g，炒黄连 5g，法半夏 15g，海螵蛸 15g，丹参 20g，炙甘草 10g。

上方加水煎至 150ml 温服，每日 1 剂，共 28 剂。

免疫抑制方案调整为：甲泼尼龙每次 8mg，每日 1 次+雷公藤每次 2 粒，每日 3 次。

2014 年 6 月 10 日二诊：

刻下症 精神体力逐渐好转，腹胀缓解，浮肿减轻，胃纳改善，睡眠可，小便泡沫减少。

治疗上，原方山药加量至 30g，改茯神为茯苓 20g 加强健脾益气之力，余药同前。共 28 剂，中药煎煮方法同前。

其后患者每月门诊定期随诊，中药随症加减，如患者眠差，则适当加用合欢花、酸枣仁；口干咽痛，加蒲公英、石斛等对症处理。2014 年 12 月 12 日（门诊随诊半年），患者无不适，复查尿蛋白转阴，予激素及雷公藤逐渐减量并停服，随访至 2016 年底多次复查尿蛋白阴性，肾病综合征未复发。

按语

该病案中，年轻男性患者，肾病综合征的病理类型为微小病变型，结合用药过程，为激素敏感、依赖型肾病综合征。其根本病机为脾肾亏虚，脾气不升、肾气不固致使精微外漏。

脾胃位居中焦，相互协调共同促进食物的运化。脾主运化，胃主受纳、腐熟食物；脾主升清，胃主降浊；脾主统血、喜燥而恶湿，胃喜湿而恶燥；《素问·厥论》谓"脾主为胃行其津液者也"，《素问·玉机真脏论》曰"脾为孤脏，中央土以灌四傍"，表明了我们平素饮食，其消化的主要场所是胃和小肠，但是食物的消化也必须靠脾气的推动、激发才能最终完成。脾胃的运化功能主要体现在：水谷运化吸收方面，脾帮助胃消化食物、吸收水谷精微，然后共同将水谷精微布散全身，从而推动脏腑机能的运行；水液代谢方面，脾帮助胃吸收津液，经过脾气的升清作用，将津液上输至肺，再经过肺的肃降将津液输送至全身各个脏腑。二者在水液运化中起枢转的作用。

中医认为，脾胃为后天之本，气血生化之源。人体所有生命活动都有赖于后天脾胃摄入的营养物质。这与脾胃的生理功能密切相关。五行之中，脾胃属土，土居中央，能生万物。脾胃功能正常，则五脏都得以濡养，从而发挥正常机能。由此可见，脾胃具有重要作用，其功能是否正常直接影响疾病的产生与否。

脾主运化水湿，必须依赖肾气的蒸化以及肾阳的温煦；肾主水，司关门开阖，使水液吸收及排泄正常。但是这种开阖作用，依赖于脾气以及脾阳的协助，即所谓的"土能制水"。二者相互协调，共同调节水液的新陈代谢。

由于脾胃与肾脏是先天与后天的关系，相互资生，若脾胃虚弱，则肾精之源，久则肾阳匮乏，造成五更泄泻、腰膝酸软、完谷不化、手足不温、影响机体生长发育；若肾阳虚弱，则脾无以温煦，脾胃虚弱，水谷精微运化不能，气血生化乏源，患者会出现纳差、饱胀、神疲乏力、嗳气、萎黄等一系列症状；又脾肾共同作用调节水液代谢，若脾胃和（或）肾功能失常，则脾虚生湿，肾虚气化不利，久则造成全身水肿、腹胀、鼓胀、大便稀溏等症状。

激素乃大辛大热之品，峻补太阴、少阴之阳，但大剂量、长期应用后易伤真阳、耗元气，减量停用后，患者真元亏虚，肾精不固而重新下泄，造成疾病反复。对于激素敏感、激素依赖的常复发类型的肾病综合征，关键是厚脾土、固真元。平日治疗以调脾补肾为大法。当患者由感染、劳累等诱因复发时，此时不必过早调整激素用量，可先用中药对症治疗。在本案中选用黄芪、茯神、山药益气升阳；太子参、二至丸益胃养阴；茯苓、山药、甘草、海螵蛸健脾益胃；藿香、炒黄连清热化湿；黄精、菟丝子固肾；丹参活血。全方以调脾护肾为大法，滋养后天以补先天，正是通过厚脾土、固真元来巩固疗效，预防肾病综合征复发。

案例2　健脾益气，祛湿利水法治疗肾病综合征案

王某，男，29岁，2013年8月24日来诊。

主诉　反复双下肢浮肿1年余，再发1周。

现病史　患者于2012年7月开始出现双下肢浮肿，尿中多泡沫，尿量减少，于当地医院就诊，诊断为肾病综合征，肾穿刺活检结果提示"微小病变型"，予足量激素（泼尼松60mg，每日1次）治疗后患者尿蛋白转阴，浮肿消退。后激素规律减量（目前泼尼松10mg，每日1次）。1周前再发双下肢浮肿，复查尿蛋白阳性，遂来诊。

症见　精神疲倦，双下肢轻度浮肿，少许腰酸，无发热恶寒，腹胀纳差，时有口干口苦，眠可，尿量可，尿中多泡沫，大便稀烂，舌淡暗，苔白腻，脉细。

既往史　否认高血压、糖尿病、乙肝、结核等病史。

辅助检查　2013年8月22日查尿常规：蛋白+++。生化：血肌酐157μmol/L，尿素氮27.4mmol/L，白蛋白17.2g/L。24小时尿蛋白定量4.8g。

中医诊断　水肿病。

中医证型　脾虚湿蕴。

西医诊断　肾病综合征（微小病变型）。

治法　健脾益气，祛湿利水。

处方　党参20g，茯苓皮50g，白术15g，法半夏15g，海螵蛸15g，藿香15g，木香15g，砂仁10g（后下），白花蛇舌草20g，薏苡仁20g，炒黄连5g，丹参20g，有瓜石斛20g，炒麦芽50g，甘草10g。

水煎服，每日1剂，共14剂。

西药继续给予足量激素口服，配合护胃、补钙等对症处理。

2013 年 9 月 14 日二诊：

刻下症　精神疲倦，腰酸稍改善，双下肢无浮肿，腹胀减轻，胃纳改善，口干苦，大便少，稍干结，舌暗红，苔微黄腻，脉弦滑。

治疗上，中药于原方去温燥的法半夏、藿香、木香，加用绵茵陈 15g，泽兰 15g 清热祛湿利水。每日 1 剂，水煎服，共 28 剂。

2013 年 10 月 18 日三诊：

刻下症　精神好转，活动后易疲乏，余无特殊不适，舌淡红，苔薄白，脉细滑。复查尿常规蛋白已转阴，中药汤剂予参苓白术散合二至丸加减以巩固补益脾胃、固肾填精之效。其后患者定期门诊随诊，逐渐减停激素，肾病综合征缓解未复发。

按语

此类肾病综合征病理类型通常较轻微，如足突细胞融合，轻度系膜增生，其根本病机为脾肾亏虚，脾气不升、肾气不固致使精微漏陷，应用激素治疗后往往有效，但激素乃大辛大热之品，故可见胃纳增加，甚至消谷善饥、尿浊、水肿较快改善，但大剂、长期应用后易伤真阴，耗元气，减量停用后，患者真元亏虚，肾精不固而重新下泄，或卫外不固，易感风邪，入里直中少阴，致肾气不固，精微下泄，同时肾失气化，不能主水，而诱发风水，造成疾病反复。

中医治疗肾脏病，需处理好脾与肾的关系。脾胃居于中焦，脾主运化，以升发为健；胃主受纳，以通降为顺。脾胃强健则纳运正常，升降有序，元气充足。肾居下焦，主封藏，也主水液之气化。肾气固，则水液蒸腾气化、肾精藏泻相宜。《脾胃论·脾胃虚实传变论》中说："元气之充足，皆由脾之气无所伤，而后能滋养元气。"此言对于处理慢性肾脏病诊治的核心问题即补肾与补脾如何权衡有着重要的指导作用。肾病之发生，虽有先天禀赋之病由，但更多见的是后天起居、饮食、劳倦、情志等因素导致元气受损。且肾病之进展，必然进一步损伤脾胃、损伤元气。因此，应重视调脾，恢复中土健运。

李杲补土思想的核心内涵是恢复中土之气化功能，以推动四维之转动。运用补土理论遣方用药，并不是单纯运用温补之药，而是补中有攻，寓攻于补，关键是抓住脾胃之偏颇，助其恢复正常的生理功能。广东省名中医黄春林教授在反复临床实践中，根据慢性肾脏病不同分期的证候特点，制定了调脾七法，即益气升阳、益胃养阴、行气化湿、清热利湿、温阳化浊、开胃消食、通腑降浊。在选择用药时常常在辨证的框架下优选某些具有肾脏保护作用的中药，独具特色，是对补土理论的灵活应用，无疑也将丰富补土学说的理论和实践经验。慢性肾脏病的病机错综复杂，即使梳理为本虚（脾、肾虚损）+标实（湿热、湿浊、水气、瘀血等），也难免会使后学者简单地见证治证，或健脾，或益肾，或清利，或活血，杂糅为一方，往往难以取得佳效。因此，可借鉴补土学派医家李杲的学术与经验，多从脾胃着手而论，理清脉络，务必使中土健运，后思补肾固精，且时时注意顾护脾胃，勿令其伤。其所常用的方剂，大抵四君子汤、香砂六君子汤、补中益气汤、升阳益胃汤之类，辨证加减则纳入有清热祛湿功效且有较强抗菌作用的大黄、黄连、秦皮、蒲公英、白花蛇舌草、半边莲等；或有行气化湿功效且有调节胃肠动力作用的木香、砂仁、半夏、陈皮、藿香等；若腑气不通，则加大黄、决明子、何首乌、枳实等通腑泄浊，使浊阴得降，清阳得升，从而恢复脾胃气机升降。

上述病案中，初诊时予以香砂六君子汤为主方，辨证加入黄连、白花蛇舌草、薏苡仁等清热祛湿利水且有较强抗菌作用之品（因长期使用激素可导致感染的概率增加），旨在顾护脾胃，使得中土健运。患者病情缓解后，再给予参苓白术散加二至丸以培元固本，以避免激素减量过程中疾病复发。

案例3 健脾补肾法治疗肾病综合征案

冯某，男，55岁，2015年9月23日来诊。

主诉 反复双下肢浮肿半年余。

现病史 患者半年前开始出现双下肢浮肿，尿量可，尿中多泡沫，初期未予重视和治疗。后因浮肿加重，查尿常规：蛋白+++，潜血++。尿蛋白肌酐比为4.5g/g，血清白蛋白18g/L，血肌酐65μmol/L。患者拒绝肾穿刺活检，遂来诊。

症见 神清，疲倦乏力，腰膝酸软，双下肢浮肿，尿量约每日1000ml，尿中多泡沫，纳眠差，大便稍烂，舌淡红，苔薄白，脉沉细。

既往史 否认高血压、糖尿病、乙肝、结核等病史。

辅助检查 2015年9月16日查自免12项、免疫6项、血管炎3项等均阴性。抗磷脂酶A_2受体抗体阳性（1:64）。

中医诊断 水肿病。

中医证型 脾肾气虚。

西医诊断 肾病综合征（膜性肾病可能性大）。

治法 健脾补肾。

处方 黄芪30g，太子参20g，茯苓15g，杜仲20g，菟丝子15g，女贞子15g，芡实25g，陈皮5g，山药20g，丹参20g，有瓜石斛20g，甘草5g。

水煎服，共14剂，每剂中药使用2天（即第1天加水煎服，次日翻渣水煎再服）。

2015年10月21日二诊：

刻下症 精神改善，双下肢浮肿较前减轻，余症同前，舌淡红，苔薄白，脉细。复查尿蛋白肌酐比为4.0g/g。治疗上，予逐渐加大黄芪用量至60g，余药同前。中药煎煮方法同前，继续治疗2个月，至2016年1月复诊，患者浮肿消退，复查尿常规：蛋白++，潜血+；尿蛋白肌酐比3.2g/g，血清白蛋白28g/L，血肌酐正常。患者因工作不便，予改中药颗粒剂继续健脾补肾。

处方 黄芪颗粒20g，芡实颗粒20g，菟丝子颗粒10g，酒萸肉颗粒10g，山药颗粒 10g。

温水冲服，每日 1 剂。

3 个月后随诊，患者浮肿未复发，复查尿常规：蛋白+，潜血+。尿蛋白肌酐比 1.1g/g，血清白蛋白 35g/L，血肌酐 66μmol/L。

按语

颗粒剂方中黄芪益气健脾，芡实、山药健脾固精，菟丝子、酒萸肉补肾固精，全方以健脾补肾为主，剂型为颗粒冲剂，方便患者使用。《素问·至真要大论》认为"诸湿肿满，皆属于脾"，《脾胃论·脾胃胜衰论》云"人之百病皆由脾胃衰而生也"。脾肾乃先后天之本，先天之精需要后天脾土提供水谷精微滋养，后天脾土根源于先天之肾以助气化。水肿的主要病因病机为脾肾两虚，纵观诸多医家对于肾病综合征的治疗，大多以脾肾两脏为主，重视后天之本在扶正御邪中的重要作用。

《脾胃论·脾胃胜衰论》云："大抵脾胃虚弱，阳气不能生长，是春夏之令不行，五脏之气不生。"人身气机枢纽在于脾胃，心肺在上主降，肝肾在下宜升，脾胃居于中焦，脾主升清，胃主和降，为五脏六腑升降之枢纽。肾病综合征的患者，脾胃受损，气机升降失常，肾关失约，精微下泻，发为蛋白尿。故治疗肾病时，不可局限于肾，应以整体气机为要，斡旋三焦是治疗肾病综合征的常用有效治法之一。脾胃为气机升降之枢纽，斡旋三焦的关键则是恢复中焦升降功能。方剂常用四君子汤、补中益气汤、参苓白术散等，中药常用黄芪、党参、太子参、山药、茯苓、芡实、陈皮等。上述方剂、方药虽不言治疗肾病，但能恢复中焦脾胃的升降功能，再配合山萸肉、菟丝子、女贞子等补肾之品，不少患者因此水肿减退，蛋白尿减少，实为治肾而不拘泥于肾。

第六章　补土理论治疗乙肝相关性肾炎案例

乙肝相关性肾炎临床多表现为肾小球肾炎、肾病综合征、无症状性蛋白尿或单纯性血尿。目前西医对乙肝相关性肾炎的治疗主要以抗病毒治疗和免疫抑制治疗为主。糖皮质激素/免疫抑制剂在减少尿蛋白上虽然有一定的效果，但治疗过程中带来的各种副作用常使其治疗弊大于利。针对该病的抗病毒治疗常被推荐，抗病毒药物主要包括干扰素和核苷类似物两类药物。对于抗病毒治疗的确切疗效、选择哪一种抗病毒药物治疗、最佳疗程应为多长仍无统一的结论性意见。而抗病毒治疗的药物费用以及副作用、病毒耐药等也不可小视。

中医认为乙肝相关性肾炎的病位在肝、肾，与脾相关，病性虚实夹杂，病变在不同时期的表现虽有肝、肾侧重不同，但从疾病的转归来看，不论病程长短，随病情发展均可累及脾土。《灵枢·口问》曰"中气不足，溲便为之变"，对于乙肝相关性肾炎的证治，不论祛邪还是扶正，顾护中焦脾土为治疗本病的关键。其要旨在于：一，祛邪时，不论是凉血解毒，或是清利湿热，有是证用是药，中病即止，不可重投、久施苦寒伐中之品，以防戕伤中土脾胃；二，"见肝之病，知其传脾，必先实脾"，在祛邪之际，十衰其七八即可，穷寇莫追，不需尽剂，并酌情加护中益胃之品；三，扶正时，或滋肝，或补肾，均不忘健脾益胃，中土健运，方能培土制水，"土旺则木荣"，乙癸并有源。下面通过医案举例说明。

案例1　健脾补肾法治疗乙肝相关性肾炎水肿案

黄某，女，57岁，2009年12月7日来诊。

主诉　颜面、双下肢浮肿1个月。

现病史　患者1个月前开始出现颜面、双下肢浮肿，伴有尿量减少，尿中多泡沫，遂于2009年11月10日到广州某三甲医院住院，完善相关检查并行肾穿刺活检术后明确诊断为乙肝相关性肾炎，予抗病毒治疗及对症利尿消肿后，患者浮肿减轻出院。出院后浮肿反复，伴有明显的疲倦乏力而影响日常生活，遂来诊。

症见　面色晦暗，疲倦乏力，颜面暂无浮肿，双下肢轻度浮肿，腰酸手麻，口服利尿剂后尿量每天约1000ml，尿中多泡沫，夜尿每晚3～4次，纳眠一般，舌淡暗，苔薄白腻，关脉弦尺脉沉。

辅助检查　12月3日查尿常规：蛋白+++，24小时尿蛋白定量5.472g，血清白蛋白20.6g/L。

中医诊断　水肿病。

中医证型　脾肾两虚，水湿瘀阻。

西医诊断　乙肝相关性肾炎。

治法　健脾补肾。

处方　黄芪 30g，仙灵脾 15g，杜仲 25g，菟丝子 15g，女贞子 15g，枸杞子 15g，芡实 25g，茯苓皮 50g，丹参 20g，灵芝 15g，石斛 15g，藿香 15g，甘草 5g。

水煎服，共 10 剂，每剂中药使用 2 天（即第 1 天加水煎服，次日翻渣水煎再服）。

西药予恩替卡韦抗病毒、氯沙坦钾护肾降压消尿蛋白。

2009 年 12 月 30 日二诊：

刻下症　精神体力逐渐好转，腰酸手麻逐渐减轻，停服利尿剂后水肿缓慢消退，胃纳一般，眠可，夜尿每晚 1～2 次，大便稍烂，舌淡苔薄白，脉沉细。中药在上方基础上黄芪用量加大至 50g，改茯苓皮为茯苓 15g，加用陈皮 5g 加强补气、理气健脾，健运中土。中药共 14 剂，煎煮方法同前。

2010 年 1 月 27 日三诊：

患者精神良好，无浮肿，纳眠可，尿量正常，大便成形，日一行，舌淡红，苔薄白，脉细。复查尿常规：蛋白+。血清白蛋白从 20.6g/L 升至 35.8g/L，其他指标基本恢复正常。

按语

本医案中患者脾虚运化失司，不能制水，水湿内停，肾虚阳不化气，水湿下聚而见水肿。久病必瘀，水聚气血运行不利则血瘀。

脾为后天之本，居中土，具有健运斡旋之力，可运化水液，调节水液代谢。《素问·经脉别论》："饮入于胃，游溢精气，上输于脾，脾气散精，上归于肺，通调水道，下输膀胱，水精四布，五经并行……"由此可见，水液代谢过程中，涉及脾、胃、肺、肾、膀胱等多个脏腑，但脾居中枢转津液，使全身津液随脾胃之气而上腾下达，肺之上源之水下降，膀胱水府之津液上升。《素问·至真要大论》曰："诸湿肿满，皆属于脾。"脾失健运，津失输布，湿聚瘀停。肾为后天之本，主水，具有主司和调节全身水液代谢的功能。而脾气运化水液功能的正常发挥，又必须依赖肾气的蒸化及肾阳的温煦作用的支持，水为至阴，肾阳足，阳化气则无水肿之患。同时肾主水液输布代谢，又须依赖脾气及脾阳的协助，即土能制水。"中运乃升降之枢"，脾升胃降，中焦斡旋，气机畅通，气行则水行。在脾虚不制水时，使脾枢机健运，升降正常，则水自行。气虚无力推动血液运行，络脉瘀滞，而瘀积日久可引起水肿，即《金匮要略·水气病脉证并治》所说"血不利则为水"，气、血、水三者相互影响，而又以气为主要矛盾。

治疗上，以益气健脾补肾的同时兼顾活血。方中重用黄芪，黄芪始载于《神农本草经》，味甘，微温，归脾、肺经，补气升阳，益气固表，利水消肿，托疮生肌。吉益东洞在其《药征》中提示"黄芪主治肌表之水也。故能治黄汗、盗汗、皮水。又旁治身体肿或不仁者"。至近代张锡纯在其著作《医学衷中参西录·黄芪解》中有"黄芪……小便不利而肿胀者,可用之以利小便"。张锡纯认为"三焦之气化不升则下降。小便不利者,往往因气化下陷,郁于下焦,滞其升降流行之机也。故用一切利小便之药不效,而投以升提之药恒多奇效"。黄芪能补气升阳,又善补脾肺之气,可通过补益元气恢复脾脏升清运化之能,鼓舞脏腑气机,配合茯苓健脾利湿,藿香芳香化湿,使得脾升胃降,中焦斡旋,气机通畅,则水去湿蠲,正如《本经疏证》所说"黄芪利营卫之气,故凡营卫间阻滞,无不尽通","大气一转,其气乃散"。方中仙灵脾、菟丝子、杜仲、枸杞子、芡实补肾摄精,血不利则为水,方中取丹参活血以助水湿之清利,如《血证论·阴阳水火血气论》所言"瘀消则水通,其胶结自能消散"。用石斛养胃生津,防诸补药之温燥;甘草协同诸药,以助发挥补肾健脾、养肝活血、利水消肿之效。

案例 2 疏肝健脾,清热化湿行气法治疗乙肝相关性肾炎胁痛案

陈某,男,35 岁,2009 年 6 月 2 日来诊。

主诉 发现蛋白尿 1 年余,胁痛 1 个月。

现病史 患者 1 年余前体检尿常规提示尿蛋白阳性,半年前复查尿常规提示蛋白+++,潜血+++,红细胞 50 个以上/HP,完善相关检查并行肾穿刺活检示乙肝病毒相关性不典型膜性肾病。予抗病毒及对症护肾治疗。患者 1 个月前开始出现胁痛,遂来诊。

症见 胁胀满疼痛,五心烦热,口干口苦,食纳差,大便溏,无浮肿,尿量可,尿中多泡沫,舌质红,苔黄腻,脉沉弦。

既往史 慢性乙肝病史 7 年。

辅助检查 尿常规:蛋白+++,潜血+++,红细胞 40~50 个/HP;肝功能:谷丙转氨酶 110U/L,谷草转氨酶 68U/L;乙肝病毒 DNA 定量 4.67×10^6IU/ml;血清白蛋白 38g/L,血肌酐 68μmol/L。

中医诊断 胁痛。

中医证型 肝气郁滞,湿热中阻。

西医诊断 乙肝相关性肾炎。

治法 疏肝健脾,清热化湿行气。

处方 柴胡 20g,白芍 30g,枳实 15g,甘草 15g,白术 20g,茯苓 20g,黄芪 30g,太子参 20g,五味子 15g,败酱草 30g,茵陈 20g,板蓝根 20g,虎杖 20g,蒲公英 30g,大青叶 20g。

水煎服,每日 1 剂,共 14 剂。

西药予恩替卡韦抗病毒,复方甘草酸苷护肝降酶。

2009 年 6 月 16 日二诊:

刻下症　患者胁肋胀满疼痛感消失，五心烦热、口干苦等症状缓解，纳眠正常，大便成形，尿量可，尿中多泡沫，舌淡红，苔薄黄，脉沉弦。复查肝功能提示转氨酶恢复正常。后续治疗以护肾消尿蛋白为主。

按语

在乙肝相关性肾炎疾病演变过程中，肝脾二脏功能失调是其主要病机。肝主疏泄，肝气具有疏通、畅达全身气机的作用。肝气郁结，疏泄功能失职，气机不畅则会出现胸胁部位胀痛不适。脾主运化，将饮食水谷转化成水谷精微和津液，并把水谷精微和津液吸收，转输到全身各脏腑。而脾主运化功能有赖于肝主疏泄，调畅气机，协调脾胃升降，并疏利胆汁，输于肠道，促进脾胃对饮食的消化及对精微的吸收和转输。因而如果肝气不畅则会导致脾失健运，肝郁日久横逆犯脾，会导致脾虚而出现腹胀腹泻、纳差恶心等不适。国医大师张琪教授认为，在乙肝相关性肾疾病中肝郁脾虚是其主要病机，治疗上疏肝健脾是主要的治疗大法。

脾为后天之本，《素问·玉机真脏论》："脾脉者土也，孤脏以灌四傍。"土居中央，协调全身气机升降。黄元御的"一气周流"理论认为"中气者，阴阳升降之枢轴，所谓土也"，"左路木火升发，右路金水敛降，中焦土气斡旋"。中气虚衰，气机升降失调则百病从生。若中土虚，土虚易生湿气，湿则中气不运，湿气中阻没有及时治疗，逐渐可湿郁化痰，进而成为痰浊，痰浊阻滞气机流通，从而会引起木气的郁滞，气机不畅，"不通则痛"则会出现胁肋满痛，郁而不通，郁久化火，从而出现五心烦热、口干苦。中土斡旋，左升右降形成一气周流。中焦脾胃中土立守中宫，土载万物，土生万物，为斡旋之中轴，一旦中土虚，中焦斡旋之力不足，则土郁为病，四维失调，万病丛生。因此在治疗中，调理好中气，恢复中土斡旋就把握住了一气周流的源头。在遣方用药时，用柴胡、白芍、枳壳疏肝宽中理气，黄芪、太子参、甘草培土建中，白术、茯苓来祛湿利水健脾，在疏肝理气的同时不忘健脾，亦与《金匮要略》"见肝之病，知其传脾，当先实脾"的思想相印证。但乙肝相关性肾炎临床除见肝郁脾虚症状外，常兼夹湿热，配伍以茵陈、虎杖、蒲公英等清热利湿之品；针对乙肝表面抗原及e抗原阳性，或转氨酶升高，又常加用清热解毒之品，如大青叶、板蓝根等，正邪兼顾，其效甚佳。

案例3　健脾益肾，化瘀通络法治疗乙肝相关性肾炎腰痛案

黄某，女，55岁，2013年7月27日来诊。

主诉　反复腰痛伴疲倦乏力半年余，加重1周。

现病史　患者半年前出现腰痛伴疲倦乏力，尿中有泡沫，就诊于某三甲医院，查尿常规提示蛋白+++，潜血+，住院完善相关检查并行肾穿刺活检示乙肝相关性肾炎，予抗病毒及护肾消尿蛋白等治疗。1周前患者感腰痛、疲乏症状加重，休息后改善不明显，遂来诊。

症见　疲倦乏力，腰痛，以酸胀隐隐作痛为主，心烦眠差，胃纳一般，尿量可，尿中多泡沫，大便调，舌质红，苔白腻，脉弦细。

既往史　乙肝病毒携带病史 10 余年。

辅助检查　7 月 25 日查尿常规：蛋白+++，潜血+。24 小时尿蛋白定量 3.87g，乙肝病毒 DNA 定量 5.8×10^6 IU/ml，肝肾功能正常。

中医诊断　腰痛。

中医证型　脾肾亏虚，络脉瘀阻。

西医诊断　乙肝相关性肾炎。

治法　健脾益肾，化瘀通络。

处方　黄芪 15g，太子参 15g，茯苓 15g，炒白术 15g，山药 15g，陈皮 10g，桑寄生 20g，续断 12g，地龙 12g，乌梢蛇 15g，积雪草 15g，鬼箭羽 15g，灵芝 15g，合欢皮 15g，栀子 10g。

水煎服，每日 1 剂，共 7 剂。

2013 年 8 月 9 日二诊：

刻下症　腰痛、疲倦乏力减轻，潮热汗出，眠差心烦，大便日行 2～3 次，小便调，舌质红，苔白腻，脉弦细。中药在原方上加地骨皮 15g，白薇 15g，丹参 15g。

水煎服，共 14 剂，每剂中药使用 2 天（即第一天加水煎服，次日翻渣水煎再服）。

2013 年 10 月 8 日三诊：

刻下症　腰痛、疲乏缓解，汗出减少，纳可，眠安，舌质红，苔薄白，脉弦细。继服前方。

按语

肾为先天之本，脾为后天之本，先天肾气不足累及后天之本，遂致脾肾两虚。腰为肾之府，肾气不足，则为腰痛、乏力；肾藏精，脾主升清，肾失封藏，脾失升清，不能固摄精微，则见尿中多泡沫。久病入络，郁而化热，上扰心神，则见心烦眠差。

《素问·脉要精微论》记载"腰者，肾之府，转摇不能，肾将惫矣"，腰痛与肾关系密切。肾藏先天之精，为生命之本原，为先天之本。肾所藏先天之精及化生的元气，有赖于脾气运化的水谷之精及其化生的谷气不断充养和培育，方能充盛。脾胃为后天之本，脾胃化源充足，则肾经自盛。脾主运化水谷，亦有赖于肾气及肾阴肾阳的资助和促进，才能健运。《素问·五脏生成》："肾之合骨也，其荣发也，其主脾也。"如果脾胃功能减弱，生化乏源，筋骨失濡养，则见腰痛。《素问·阴阳应象大论》："地之湿气，感则害人皮肉筋脉。"《素问·至真要大论》："诸湿肿满，皆属于脾。"脾病升清乏力，运化失司，湿浊下流，困于下焦则见腰痛。诚如《四圣心源·腰痛根原》所言："然腰虽水位，而木郁作痛之原，则必兼土病……癸水既寒，脾土必湿，湿旺木郁，肝气必陷，陷而不已，坠于重源，故腰痛作也。"人体是一密切联系的有机整体，脏腑之间相互依存，制化乘侮，相互影响。脾为后天之本，通过健脾可以使先天肾气得以充养，耗损之气得以复原。故在选方用药时，以参苓白术散加减，参苓白术散具有益气健脾，渗湿和中之效，方中以茯苓补脾气，配以山药之甘淡，辅以黄芪、炒白术健脾益气。考虑久病入络，处方中加虫类药如地龙、乌梢蛇等通络活血，配合鬼箭羽、积雪草等清利湿热之品，合欢皮、栀子等清心除烦、安神助寐，灵芝扶正保肝，共奏其效。

第七章 补土理论治疗痛风性肾病案例

案例 1 通阳散寒，祛风除湿法治疗痛风性肾病案

王某，男，58 岁，2015 年 7 月 8 日就诊。

主诉 反复四肢关节疼痛 21 年，发现血肌酐升高 2 年余。

现病史 患者 21 年前出现双足第一跖趾关节红肿热痛反复发作，至当地医院就诊，检查发现血尿酸明显升高，波动于 600μmol/L 左右。断续服用别嘌醇、秋水仙碱等药物，疾病控制不佳，每年疼痛发作 4～5 次，经止痛处理后 1 周内可缓解。1997 年开始于右足足底出现痛风石，此后痛风每年发作 7～10 次，血尿酸波动于 500～780μmol/L。2012 年 11 月发现血肌酐升高，未予重视。自 2014 年起患者开始服用非布司他治疗，血尿酸最低可控制在 500μmol/L 左右。2012 年至 2015 年 5 月，血肌酐波动于 129～132μmol/L，全身多处关节红肿热痛仍反复发作，遂来诊。

症见 精神疲倦，乏力，畏寒怕冷，右膝关节肿痛，局部肤温增高，四肢关节肿胀，屈伸不利，双足趾、踝关节、手关节多发痛风石，腰酸痛，纳眠差，小便乏力，夜尿频，大便调，舌暗淡，苔微黄腻，脉沉滑。

既往史 否认高血压、糖尿病、乙肝、结核等病史。

辅助检查 2015 年 5 月 8 日血尿酸 717μmol/L，血肌酐 129μmol/L；2015 年 7 月 8 日血尿酸 436μmol/L，血肌酐 136μmol/L。风湿 3 项、自免 12 项、免疫 6 项等检查排除了其他风湿免疫疾病引起的关节病及肾病可能。

中医诊断 ①痹症；②慢性肾衰。

中医证型 脾肾阳虚，湿瘀互结。

西医诊断 ①痛风性肾病；②慢性肾脏病 3 期。

治法 通阳散寒，祛风除湿，佐以清热。

处方 桂枝 10g，赤芍 15g，甘草 5g，炙麻黄 9g，生姜 15g，白术 15g，知母 15g，防风 15g，熟附子 10g（先煎），制川乌 15g，延胡索 15g，生半夏 9g，玄参 15g，牡蛎 30g，黄芪 15g。

水煎内服，每日 1 剂，再煎服用，共 7 剂。

外用沐足方 透骨消 30g，两面针 30g，姜黄 30g，络石藤 30g。每日 1 剂，共 7 剂，水煎煮沐足，注意避免烫伤。

2015 年 7 月 18 日二诊：

刻下症　患者畏寒怕冷症状明显好转，精神尚可，无乏力，腰痛好转，纳眠转佳，四肢关节肿胀，关节不利，双足趾、踝关节、手关节多发痛风石，小便通畅，夜尿 1 次，大便调。舌淡暗，苔微黄腻，脉沉滑。继续原方续服及外用各 7 剂。2015 年 7 月 28 日复查血尿酸 393μmol/L，血肌酐 133μmol/L。

按语

患者痛风性肾病诊断明确，该病的常见表现为关节反复疼痛，甚则关节畸形，在中医古籍中多记载于"痹症"的条目之下。《素问·痹论》有云："风寒湿三气杂至，合而为痹。"此条特指痹症实证，或急性发作期，或疾病初起阶段。痹症后期邪入脏腑，可引起中土衰惫，命门火衰之证，故急治其标而缓图其本，为保护脾肾人身之本，先安未受邪之地也。本案患者初诊时疲倦、腰酸为气虚无力化气生血，形体失养之象；畏寒怕冷为久病气虚损及阳气，阳气不能温煦全身之象；四肢关节肿胀，屈伸不利为久病瘀血阻络之象；右膝关节局部红肿疼痛，苔微黄腻为湿蕴中焦，脾土受郁，邪气久留而化热；夜尿频，小便乏力为肾虚不固，膀胱气化失司。

桂枝芍药知母汤出自《金匮要略·中风历节病脉证并治》，主治"诸肢节疼痛，身体尪羸，脚肿如脱，头眩短气，温温欲吐者"。《沈注金匮要略》说该方为"久痹而出方也，乃脾胃肝肾俱虚，足三阴表里皆痹，难拘一经主治，故用桂枝、芍药、甘、术调和营卫，充益五脏之元；麻黄、防风、生姜开腠行痹而驱风外出；知母保肺清金以使治节；经谓风、寒、湿三气合而为痹，以附子行阳燥湿除寒为佐也"，可见该方为治疗久病、脾胃肝肾俱虚、疼痛明显的经典方。本病案中取桂枝芍药知母汤通阳行痹，祛风逐湿，和营止痛之效，再加制川乌温阳散寒，延胡索行气止痛，生半夏配牡蛎以化痰散结，玄参清热散结反佐，黄芪益气扶正，顾护中焦，使患者诸症明显缓解，病情趋于稳定。

案例 2　清热解毒、活血化湿法治疗痛风性肾病案

许某，男，58 岁，2010 年 9 月 10 日来诊。

主诉　反复下肢关节红肿热痛 5 年，再发 7 天。

现病史　患者 5 年来反复下肢关节红肿热痛，7 天前开始出现双膝关节、跖趾关节红肿热痛，外院就诊给予解热止痛药物、碳酸氢钠片、秋水仙碱等药物治疗，疗效欠佳，遂来诊。

症见　双膝关节、跖趾关节红肿热痛难忍，不能行走，局部肤温升高，全身发热，测体温 38℃，大便硬，双下肢轻度浮肿，尿量可，夜尿 2~3 次，舌淡红，苔黄微腻，脉弦。

辅助检查　2010 年 8 月查血尿酸 700μmol/L，血肌酐 278μmol/L。

中医诊断　痹症。

中医证型　湿热痹阻经络。

西医诊断　痛风性肾病。

治法　急治其标，以清热解毒、活血化湿，恢复脾之运化气机为要。

处方　生石膏 50g（先煎），知母 15g，桂枝 10g，甘草 5g，川牛膝 15g，苍术 15g，黄柏 15g，薏苡仁 20g，香附 20g，山慈菇 15g，土茯苓 30g，大黄 10g，威灵仙 15g。

水煎服，每日 1 剂，再煎服用，共 5 剂。

患处局部以四黄散（广东省中医院院内制剂，由大黄、黄连、黄柏等组成）外敷。食疗以百合、薏苡仁煮粥服用。

2010 年 9 月 15 日二诊：

刻下症　患者全身发热已退，双下肢关节疼痛减轻，已能行走，纳眠可，大便软，每日 2 次，尿量可，夜尿 2 次，排尿无不适，舌淡苔黄，脉弦。

处方　知母 15g，桂枝 10g，甘草 5g，川牛膝 15g，苍术 15g，黄柏 15g，香附 20g，百合 30g，土茯苓 30g，大黄 10g，威灵仙 15g，海螵蛸 15g，赤芍 15g。

水煎服，每日 1 剂，再煎服用，共 5 剂。

2010 年 9 月 20 日三诊：

刻下症　患者关节症状明显缓解，稍有畏寒，下肢酸软，舌淡苔白，脉细弦，尺脉沉。治疗上，中药汤剂在上方基础上去知母、威灵仙，余药同前。中药共 30 剂，煎煮方法同前。

2011 年 2 月 11 日四诊：

刻下症　患者痛风未再发作，血尿酸控制在 400～450μmol/L，血肌酐控制在 150～180μmol/L。

按语

"急则治其标，缓则治其本"、"治主当缓，治客当急"是中医理论当中重要的治疗原则，笔者认为该病案是这两条治疗原则的最佳体现。痛风性肾病，其标在外，在太阳阳明，在客邪，在热、毒、湿、瘀的胶结，表现为关节疼痛难忍；其本在内，在太阴少阴，在素体不足，在脾与肾的气机失调，故发为痛风性肾病。该患者以关节红肿发热、疼痛难忍、体温升高、腑气不通来诊，故应迅速祛邪、止痛、利关节，开门逐寇，以防止邪气深入，继续损伤脾肾。

一诊时方用白虎加桂枝汤合四妙丸，白虎加桂枝汤即为《备急千金要方》中的"白虎加桂汤"，《丁甘仁医案·伤寒案》中说，该方为"疏太阳之邪，清阳明之热，助以通腑"，故温病大家常用作太阳阳明双解之剂。《千金方衍义》中说："白虎以治阳邪，加桂以通营卫，则阴阳和，血脉通，得汗而愈矣。"因此现代医家又常用以治疗骨节烦疼之痛风性关节炎。四妙丸出自《成方便读》，方中苍术、黄柏、川牛膝均为入下焦祛湿热之剂，再加入薏苡仁，概因"阳明者主润宗筋，宗筋主束筋骨而利机关也。薏苡仁独入阳明，祛湿热而利筋络"。上述病案紧扣病势病机，以辨形气与病气之有余不足为要，通过药物、食疗、外治等手段，从升太阴、降阳明、疏解太阳、通达营卫的多维角度，谋求气机恢复，阴阳和合，未尝不是一种精妙的补土之道。加入山慈菇，为医家治疗本病的特色用药，《本草新编》中说山慈菇有小毒，"乃散毒之药"，"可治怪病"，一方面，取其以毒攻毒之力，另一方面，中药药理研究发现山慈菇中含有秋水仙碱，能降低中性粒细胞的活性、黏附性及趋化性，抑制中性粒细胞向炎症区域的游走，从而发挥抗炎止痛作用。合土茯苓、大黄、威灵仙三味具有促进尿酸排出作用的中药，并联合外敷、食疗等，无怪乎能迅速取效。患者二诊、三诊时症状缓解，故用药以平为期。《素问·阴阳应象大论》曰："六经为川，肠胃为海，九窍为水注之气。"此处以百合配合海螵蛸安中气，赤芍、香附走全身之经络，四妙、土茯苓、大黄以通利前后二窍正应于此。以通为用，以通为补，并非单纯使用参、芪等补中之药，而通过恢复脾胃升降枢机，使机体气化、代谢功能得到改善，此为补土之道的活用。

案例3 健脾补肾，清热利湿活血法治疗痛风性肾病案

余某，男，65岁，2012年7月5日来诊。

主诉 反复右足第一跖趾关节肿胀疼痛1年。

现病史 患者近1年来反复右足第一跖趾关节肿胀疼痛，多次查血肌酐及血尿酸轻度升高，因症状反复，遂来诊。

症见 右足第一跖趾关节肿胀疼痛，伴有头晕，腰酸软，口干，纳可，眠差，大便干结，尿量可，排尿无不适，舌淡暗，苔薄白，脉沉细。

辅助检查 多次查血肌酐波动于164～150μmol/L，血尿酸402～570μmol/L，尿常规：蛋白-，潜血+或-。泌尿系B超：右肾较左肾缩小，双肾实质回声欠均，前列腺增大并钙化斑形成。

中医诊断 痹症。

中医证型 脾肾气虚，湿热瘀阻。

西医诊断 痛风性肾病。

治法 健脾补肾，清热利湿活血。

处方 黄芪20g，炒薏苡仁25g，杜仲20g，丹参20g，广藿香15g，山药20g，女贞子15g，豨莶草20g，合欢花15g，百合30g，土茯苓30g，旱莲草10g，醋制香附25g，海螵蛸15g，甘草5g。

水煎服，每日1剂，再煎服用，共14剂。

2012年8月9日二诊：

刻下症 患者上述诸症改善，无痛风发作，舌淡暗，苔薄白，脉沉细。复查血肌酐131.5μmol/L，尿酸430.3μmol/L，药已起效，而脾肾气虚病机尚在，故效不更方，续服14剂。其后中药随症加减，随访至2013年10月，患者复查血肌酐134μmol/L，其间痛风一直无发作，病情稳定。

按语

该患者的临床特点表现为局部肿胀疼痛，病情反复缠绵，并伴见头晕，腰酸，眠差，脉细等虚象，又兼有肾脏缩小，肾功能下降等现代医学检查的结论，各种迹象均表明，对该病的诊治在全球范围内都是一个难题。如何于虚实之复杂的表象中抽丝剥茧，探查病因病机的衍化规律，为患者争取更多的生机实属不易。《素问·至真要大论》中指出"诸湿肿满，皆属于脾"，"诸病胕肿，疼酸惊骇，皆属于火"，因此在该患者的基本病机的层面上，我们可以从脾、从湿、从火来入手。故应"谨守病机，各司其属，有者求之，无者求之，盛者责之，虚者责之，必先五胜，疏其血气，令其调达，而致和平，此之谓也"。首先从脾从湿而论，基于脾喜燥恶湿的特性，以风木之药协太阴之气升清，以清泻阳明之药助其降浊，这也就是李东垣"补土"流派的核心思想。在该医案的首诊处方中，黄芪配伍广藿香、豨莶草、制香附等风药，以除湿止痛，升达清阳，又以炒薏苡仁、土茯苓泻湿热而降浊阴。此举颇有东垣老人名方"升阳益胃汤"之深意。继而从火而论，取《素问·至真要大论》原文"五胜"的治疗方法，以水胜火，火得水而灭的思路，组方以二至丸、山药，取滋水泻火之意。又以合欢花、百合共佐，以退阴火，同时取其宁心安神之效。黄春林教授尤其推崇以补土理论治疗包括痛风性肾病在内的各种肾脏疾患，认为脾肾分别为先天后天安身立命之本，先天后天俱损，则百病丛生。因此以补土健脾立论，归纳总结出健脾十法，分别为补气健脾、益胃健脾、补肾健脾、养阴健脾、安神健脾、调中健脾、升阳健脾、行气健脾、清热健脾、利湿健脾。其中，补气健脾、益胃健脾、补肾健脾、养阴健脾四者主要以补益之品而达健脾的效果；安神健脾、调中健脾、升阳健脾则主要运用调节气血阴阳的药物以恢复脾之功能；行气健脾、清热健脾、利湿健脾则通过某些攻逐药物消除气滞、湿热或湿浊，达到"以攻为补"的效果。本案例中，以黄芪、山药、海螵蛸补气益胃健脾，女贞子、旱莲草、杜仲补肾养阴健脾，广藿香、豨莶草、土茯苓、炒薏苡仁、香附以行气清热利湿健脾，合欢花、百合安神健脾。健脾十法对于中医入门者起到了很好的归类、指导作用。

案例 1　健脾益肾，利湿活血法治疗高血压性肾损害案

郭某，男，46 岁，2010 年 8 月 16 日来诊。

主诉　头昏脑胀，夜尿多半年余。

现病史　患者半年余前开始出现头昏脑胀，记忆力减退，视力下降，头脑不清楚，夜尿增多，因不适症状影响生活，遂来诊。

症见　头昏脑胀，头脑不清楚，记忆力减退，视力下降，双下肢浮肿，夜尿多，舌质淡红，舌体胖嫩，苔薄白，脉弦有力。

既往史　高血压病史 10 余年。

体格检查　血压 180/98mmHg，体重 86kg。

辅助检查　尿常规：蛋白++。24 小时尿蛋白定量 1.25g；血肌酐 136.2μmol/L，尿素氮 8.2mmol/L，内生肌酐清除率 48.79ml/min，血浆总蛋白 81.3g/L，白蛋白 31.6g/L，球蛋白 49.7g/L，白/球 0.63，总胆固醇 9.11mmol/L，三酰甘油 2.66mmol/L，高密度脂蛋白 2.14mmol/L，低密度脂蛋白 5.67mmol/L，空腹血糖 6.1mmol/L，糖化血红蛋白 6.4%。

中医诊断　眩晕。

中医证型　脾肾气虚，痰湿瘀阻。

西医诊断　高血压性肾病（CKD 3 期）。

治法　健脾益肾，利湿活血。

处方　茯苓 30g，白术 30g，厚朴 15g，炒苍术 15g，泽泻 15g，桃仁 15g，红花 10g，当归 15g，赤芍 15g，地龙 15g。

水煎服，每日 1 剂，水煎 2 次兑匀，分 3 次服，共 14 剂。

中成药：蛭龙通络胶囊，每次 6 粒，每日 3 次。西药：氯沙坦钾片，每次 50mg，每日 1 次，非洛地平缓释片，每次 10mg，每日 1 次，氟伐他汀缓释胶囊，每次 10mg，每日 1 次，晚餐时服。嘱低盐、低脂饮食，戒烟酒。

二诊：

刻下症　浮肿消退，头昏脑胀减轻，舌质淡红，苔白厚，脉弦有力。血压 165/95mmHg。辅助检查：尿常规：蛋白++。

治疗上，守前方 14 剂。加火把花根片，每次 5 片，每日 3 次；葡醛内酯片，每次 0.2g，每日 3 次；其他药物同前。

三诊：

刻下症　无明显不适，舌质暗红，苔白稍厚，脉弦细微数。血压 150/90mmHg。复查尿常规：蛋白+。

继服原方治疗。

四诊：

刻下症　患者经上方加减治疗 3 个多月后，病情稳定，无明显症状，体重减轻 5kg。舌质淡红，苔白，脉弦有力。平素监测血压 135～140/85～90mmHg。辅助检查：尿常规正常；24 小时尿蛋白定量 0.12g，血肌酐 115.2μmol/L，尿素氮 7.6mmol/L，总胆固醇 6.8mmol/L，三酰甘油 2.1mmol/L，高密度脂蛋白 1.78mmol/L，低密度脂蛋白 3.12mmol/L。

处方　黄芪 90g，当归 15g，茯苓 15g，白术 30g，炒苍术 15g，泽泻 15g，桃仁 15g，红花 10g，赤芍 15g，地龙 15g，苦丁茶 15g。

连服 1 个月。并停火把花根片。

五诊：

刻下症　病情稳定，未诉特殊不适，舌质淡红，舌体胖嫩，苔薄白，脉弦有力。体重 75kg，血压正常，尿常规正常。

治疗上，加用益气健肾胶囊，每次 6 粒，每日 3 次。西药降压药继服。并嘱低盐、低脂饮食。

按语

此病案来源于甘培尚、丁健文教授主编的《刘保厚肾脏病临证精要》[1]。平素体胖之人多为痰湿体质，痰湿为津液气化失调而成，其生成之本责于脾肾，脾者后天之本，中焦湿土，以阳用事，主运化水湿，主升清，有固摄精微之用；肾者先天之本，立命之根，主水之脏，主藏精气化，主封蛰，为一身阴阳之根；土能制水，水能侮土，脾之运化、肾之气化功能失调，则水湿内停，外溢肌肤则见肢体浮肿；脾之升清、肾之藏精功能虚衰，则精微外泄，从尿而出则见血尿、蛋白尿；本是脾肾不足，加之痰湿困阻，气血运行不畅，久则瘀血内生。

实脾饮出自宋代严用和《济生方》，具有温阳实脾，行气利水之功效，原方主治脾肾阳虚，水湿为患之证；桃红四物汤出自清代吴谦等编著的《医宗金鉴》，是在补血名方四物汤基础上加桃仁、红花而成，具有养血活血之功效，是治疗血瘀证的代表方。刘教授初诊以实脾饮温肾阳，健脾气，合桃红四物养血活血，后患者水肿渐退，阳气逐渐来复，方以当归补血汤合四君子汤加减，当归补血汤者，虽已当归补血为名，实则以黄芪健脾为君。黄芪，色黄、味甘、性温，归脾经，重在健脾益气，为补药之长；四君子汤益气健脾，二方合用，重在健运后天之本，气血生化之源。肾病虽以治肾为主，实则以健脾为先，后天健运则气血生化有源，五脏六腑才得以充养，有余之精微封蛰于肾，犹如万物涵养生于土中，得水以滋养，待时生发，无水则干涸之理。此案中，刘教授始终以健脾益肾以治本，利湿活血以治标，标本兼治，且有先后缓急之分，先祛在标之痰湿瘀血，使正气不受损伤，继之以健脾益肾以扶正，即是攘外必先安内之法，主次分明，步步为营，不失为良法，可资参考。

案例2　益肾健脾，渗湿和络法治疗高血压性肾损害案

曹某，男，75岁，2009年8月5日来诊。

主诉　头晕间作30余年，尿常规检查异常3年。

现病史　患者30余年前起头晕间断发作，检查发现血压升高，服用降压药物治疗。现服非洛地平缓释片5mg，每日1次，酒石酸美托洛尔缓释片25mg，每日2次，血压控制在140～150/85～90mmHg。3年前发现尿常规检查异常，以蛋白尿、隐血为主。

症见　腰酸，易疲劳，下肢浮肿时作，夜尿5～6次，舌质淡红，有紫气，舌苔薄白，脉细。

既往史　既往前列腺增生病史。

辅助检查　尿常规：蛋白++，隐血++；血肌酐110μmol/L。

中医诊断　眩晕。

中医证型　脾肾亏虚，湿瘀内阻。

西医诊断　肾小动脉硬化。

治法　益肾健脾，渗湿和络。

处方　续断15g，桑寄生15g，枸杞子20g，太子参20g，生黄芪20g，生薏苡仁20g，茯苓皮40g，制僵蚕15g，车前子30g（包煎），泽兰10g，泽泻10g，菟丝子10g，制首乌20g，石韦15g，白茅根15g，芦根15g，槐花15g，生甘草5g。

水煎服，每日1剂，分2次服，共14剂。

2009年9月2日二诊：

刻下症　腰酸不适，口渴，纳寐安，下肢轻微浮肿，夜尿5～6次，泡沫多，怕热，出汗多，大便每日1～2次，成形，脉细略弦。辅助检查：复查尿常规，蛋白+～++，隐血+～++；血尿酸421.9μmol/L，血清胱抑素C 1.85mg/L，内生肌酐清除率73.7ml/min，24小时尿蛋白定量0.85g。

处方　续断15g，桑寄生15g，杜仲20g，怀牛膝15g，制首乌20g，菟丝子15g，太子参30g，生黄芪30g，生地黄10g，山茱萸10g，南沙参、北沙参各20g，川石斛20g，丹参20g，赤芍15g，川芎15g，红花10g，制僵蚕10g，全蝎3g，蝉衣5g，牛蒡子10g，白茅根20g，芦根20g，车前子30g（包煎），泽兰15g，泽泻15g，石韦20g，小红枣10g，生甘草5g。

水煎服，每日1剂，分2次服，共14剂。

2009年9月23日三诊：

刻下症　腰酸疲乏，口干，下肢浮肿，按之轻微凹陷，夜尿5～6次，泡沫多，

大便每日 1～2 次,不成形。出汗好转,易流涎。苔黄,脉细略弦。血压:174/90mmHg。

处方 续断 15g,双钩藤 20g,明天麻 15g,厚杜仲 20g,怀牛膝 10g,太子参 30g,生地黄 10g,南沙参、北沙参各 20g,川石斛 20g,山茱萸 10g,生薏苡仁 20g,茯苓皮 40g,制僵蚕 10g,蝉衣 6g,白茅根 30g,仙鹤草 30g,荠菜花 20g,车前子 30g(包煎)。

水煎服,每日 1 剂,分 2 次服,共 14 剂。

加用保肾片,每次 4 片,每日 3 次;金水宝,每次 4 片,每日 3 次。

按语

此病案来源于邹燕勤、孔薇教授主编的《邹燕勤治疗肾病临证经验医案集要》[2]。盖水为至阴,其本在肾,其制在脾,下焦不治则水乱二便。精微从尿外泄,水湿外溢肌肤,总责之于脾肾,且年老正气渐虚亦是天地之常理,人亦不出其左右。人身之物质基础者,气血津液精,人体之气化核心者,心肝脾肺肾,互为影响,气血津液精者,位于相应之脏,发挥相应脏腑之功能,则为相应之气血津液精,随象而为,本则为一。精微之不固,在脏责之脾肾,脾者主固摄,固摄之动力为气,以阳用事;肾者寓根本,藏精为气化之前提,主蛰守位。治肾不离治脾,案中治法,虽有补肾、柔肝、活血、祛风等加减不同,但始终不离健脾。脾居中央,为孤脏以灌四旁,与胃升降相因,是人体气机上下之枢纽,升降和则清阳上升,浊阴下降,清浊不相干。中焦土实,则下焦肾水有制,不致泛溢于外;脾气健运,则肝木得以滋养,不致风气内动;气行血行,则津液运行有制,精微得以封藏。

邹教授从脏腑辨证,首定病位为脾肾,再分虚实之轻重,参考病家体质之实际,非急性病程,则标本兼治,随机化裁,用药灵活,基本之方,不敢妄测,药虽变异,但法不离宗,也即方无定方之意,其灵活之处,值得参考。

案例 3　健脾益肾,活血化浊法治疗高血压性肾损害案

张某,女,72 岁,1996 年 5 月 11 日来诊。

主诉 头痛 10 余年,反复双下肢浮肿 3 年。

现病史 患者既往高血压病史 11 年,血压最高不详,长期服用降压药,间断性头晕头痛,近 3 年出现反复双下肢浮肿,伴夜尿频。舌暗淡,苔白微腻。

辅助检查 血肌酐 164μmol/L,尿素氮 8.1mmol/L;尿常规:蛋白+++。

中医诊断 眩晕。

中医证型 脾肾两虚,湿浊瘀阻。

西医诊断 高血压性肾病。

治法 健脾益肾,活血化浊。

处方 党参 18g,白术 12g,茯苓 15g,甘草 6g,广木香 12g,刘寄奴 15g,干地黄 18g,牡丹皮 15g,怀山药 15g,金樱子 25g,杜仲 20g。

水煎服，每日 1 剂。配合尿毒清、通脉口服液（黄芪、三七等组成）、大黄胶囊，连服 1 个月。

1996 年 6 月二诊：

刻下症　患者双下肢浮肿、夜尿减轻，头晕头痛明显改善，复查血肌酐 132μmol/L，尿素氮 7.8mmol/L；尿常规：蛋白+。

按语

此病案来源于黄春林、杨霓芝教授主编的《心肾疾病临证证治》[3]。高血压性肾损害为高血压所引起，且高血压的时间较长，一般在 5 年以上，临床上病程较长。黄教授认为病位初起肝肾，以阴虚阳亢为主，后期涉及脾，以脾肾气（阳）虚为主，而且该病多为本虚标实，虚实夹杂，并伴有瘀血或痰浊内阻的征象，故黄教授治疗主张以扶正祛邪为原则，标本兼顾，灵活应用，本案结合患者临床特点，拟四君子汤合补肾之药以加减，取得良好的临床效果。四君子汤出自《太平惠民和剂局方》，是中医益气健脾之名方和基本方。此病虽初起肝肾，多因肝肾不足、风气内生而来，但至尿中蛋白等精微外泄，病已从肝肾传至脾肾，治法因病机而异。肾为先天，主蛰封藏，其精非一时一日所能补，需平法缓图，以治脾为主，土实能治水，脾健能养肾。

案例 4　息风涤痰，活血化瘀法治疗高血压性肾损害案

邱某，男，60 岁。

主诉　头晕伴颈痛、右侧肢体乏力 10 个月。

现病史　患者因头晕伴颈痛、右侧肢体乏力 10 个月就诊。病中无恶心呕吐，无复视，无耳鸣耳聋，无神昏抽搐，无跌倒及二便失禁，外院行相关检查，诊断为"脑梗死"、"颈椎病"，遂来诊。

症见　头晕倦怠明显，肢体乏力，右侧为甚，恶心欲呕，纳减，二便尚调。舌质淡暗，苔白，脉弦细滑。

既往史　发现血糖升高 10 个月，诊断为"2 型糖尿病"，现使用胰岛素降糖，血糖控制良好。吸烟史 40 余年，现吸烟约每日 5 包。

辅助检查　24 小时动态血压监测提示血压增高明显，以收缩压增高为主，最高可达 220mmHg；彩超示颈动脉硬化，左心室增大；多普勒检查示脑动脉硬化。血红蛋白 91g/L；尿常规：尿蛋白+++；24 小时尿蛋白定量 3.6g/L；生化：白蛋白 26.6g/L，血糖 8.36mmol/L，胆固醇 6.26mmol/L，血肌酐 243μmol/L。

中医诊断　眩晕。

中医证型　风痰上扰夹瘀。

西医诊断　高血压性肾病。

治法　息风涤痰，活血化瘀。

处方　天麻 15g，法半夏 12g，白术 12g，茯苓 20g，陈皮 6g，桃仁 10g，红

花 6g，当归 12g，丹参 15g，川芎 15g，石菖蒲 15g，葛根 30g，何首乌 20g。

水煎服，每日 1 剂，共 7 剂。

二诊：

刻下症　患者头晕稍改善，仍感疲倦乏力，右肢体乏力较明显，胃纳差，每日小便量 2500ml，大便 2～3 次，质软。舌质淡暗嫩，苔薄黄腻，脉弦细。患者血压控制欠佳，在 180/90mmHg 左右。眼底检查提示有渗出，彩超示双肾的阻力指数（RI）增高，双肾之间差异大于 5%。治疗以标本兼治为则，以健脾益肾，利湿清热化瘀为法。

处方　党参 15g，白术 15g，茯苓 15g，桃仁 10g，红花 6g，干地黄 15g，川芎 15g，当归 12g，丹参 15g，山茱萸 12g，何首乌 15g，毛冬青 18g，陈皮 6g。

水煎服，每日 1 剂，共 7 剂。

三诊：

刻下症　精神佳，头晕、疲倦乏力较前明显改善，右肢体乏力好转，胃纳可，每日小便量 1500ml 左右，大便调。舌质淡暗嫩，苔薄黄，脉弦细。血压波动在 150/80mmHg 左右。续服前方。

随访 3 个月，患者病情稳定，血压控制较佳，复查血肌酐在 170μmol/L 左右。

按语

本病案来源于杨霓芝教授经验[4]。本案患者虽有糖尿病病史，但其病史不足 1 年，并不符合糖尿病肾病的发病过程。入院完善多普勒超声等检查提示有脑动脉、颈动脉等多处硬化，结合眼底病变及肾动脉彩超结果，西医诊断上考虑高血压性肾病，本病有 10% 的患者可表现为大量蛋白尿，且患者已发展为慢性肾功能不全。

广东省名中医杨霓芝教授认为，高血压性肾病病机上多为虚实夹杂，虚证以脾肾气（阳）虚或肝肾阴虚为主，实证主要为痰饮、血瘀。以脾肾虚为本，水饮痰湿是病之关键，肾络瘀阻为病之特征表现。治疗上，主张预防为主，着重扶正固本，填精补肾，同时应注意化痰、祛瘀。疾病过程中多涉及肝、脾、肾脏，出现脾肾气虚、肝肾阴虚之证。治疗上不单注重补肾，更宜兼顾健脾、养肝。首诊中，患者痰湿中阻上逆，清阳不升为主，治以半夏白术天麻汤为主健脾燥湿，降逆祛风。二诊中患者痰湿中阻较前改善，本虚与标实兼有，本虚为脾肾气虚，标实为痰瘀交结，且有化热之势，故以健脾益肾，活血化瘀为主，佐以柔肝之法，以异功散合桃红四物汤加减，取得良好的临床效果。古语云："治病如抽丝剖茧。"辨证须主兼分明，治法当步步为营，疗效才得以如拨云见日。

案例 5　补脾益肾固精，活血祛湿通络法治疗高血压性肾损害案

叶某，女，62 岁，2014 年 4 月 28 日来诊。

主诉　反复双下肢浮肿、发现尿检异常 1 年余。

现病史　1 年前患者开始出现双下肢浮肿，尿量可，排尿无不适，曾于外院

查尿蛋白阳性，未系统诊治。3 月 25 日再次复查尿常规提示蛋白阳性，遂来诊。

症见　疲倦，心慌心悸，气短，潮热，口淡，双下肢轻微浮肿，纳可，眠欠佳，尿量可，夜尿 3 次，大便调，舌淡暗，苔薄白，舌下脉络瘀血，脉细。

既往史　高血压病史 10 年余，血压最高不详，平日血压控制不详，近期服用缬沙坦胶囊控制血压。

辅助检查　2014 年 3 月 25 日查尿常规：蛋白+。尿蛋白肌酐比 318.51mg/g。血肌酐正常。

中医诊断　尿浊。

中医证型　脾肾气虚，湿瘀交阻。

西医诊断　高血压肾病（可能性大）。

治法　补脾益肾固精，活血祛湿通络。

处方　桃仁 10g，红花 5g，熟地黄 15g，当归 5g，川芎 5g，赤芍 15g，益母草 15g，玉米须 30g，黄芪 30g，芡实 30g，杜仲 15g。

水煎服，每日 1 剂，共 7 剂。

2014 年 5 月 19 日二诊：

刻下症　疲倦改善，仍有心慌心悸、气短、潮热，头胀，口淡，双下肢乏力，眠欠佳，夜尿频，大便稍烂。舌淡暗，苔薄白，舌下脉络瘀血，脉细。治疗上，原方去熟地、川芎，加太子参 15g，鹿角霜 5g，白术 10g。水煎服，每日 1 剂，共 7 剂。

2014 年 6 月 13 日三诊：

刻下症　疲倦、心慌心悸、气短、潮热改善，但头晕，口淡，双下肢乏力，排尿不适，烦躁，纳可，夜眠改善，夜可入睡 5 小时，夜尿 2 次，大便调。舌淡暗，苔薄白，舌下脉络瘀血，脉细。治疗上，前方去赤芍、鹿角霜，加天麻 10g，沙苑子 15g，骨碎补 15g。水煎服，每日 1 剂，共 7 剂。

经治疗后，患者症状较前改善，定期规律复诊。2016 年至 2017 年复查尿蛋白肌酐比波动在 312～1010mg/g 之间，尿常规：蛋白-～+。血肌酐未见异常。2017 年 4 月 13 日复查尿蛋白肌酐比 660mg/g。

按语

《叶氏医案存真》云："久发、频发之恙，必伤及络，络乃聚所，久病必瘀闭。"原发性高血压老年患者多伴有不同程度瘀血之象，且血瘀程度随着年龄增长而逐渐加重，同时原发性高血压患者出现肾损害多达数年之久，有反复发作、迁延难愈等特点，久病入络是形成血瘀的重要因素，血脉瘀阻是原发性高血压病情发展的必然转归。

该患者初诊时血瘀之象较为明显，中医治则，有标本缓急、有形无形之分，犹如《金匮要略·脏腑经络先后病脉证》记载："夫病痼疾，加以卒病，当先治其卒病，后乃治其痼疾也。"因此，起初以桃红四物汤加减，先治其标，且瘀血为有形之邪，先以养血活血以祛有形之邪，使无形之邪无所依附，病情渐缓，局势得以控制。后期逐渐加强健脾补肾之力。方中除却养血活血之药外，多为健脾补肾之药，且以"健脾益气第一要药"黄芪量最为重，是君药，气行则血行，气行则津布。重在健运脾气以活血，使气血运行得力，不致瘀血既去，新血未生，脉络空虚，虚则邪气居；健脾补土以益气，使气血生化有源，精微得以固摄，以防精微外泄，正气渐耗，脏腑亏虚，虚则邪气胜。

参 考 文 献

[1] 甘培尚，丁健文. 刘保厚肾脏病临证精要[M]. 北京：人民军医出版社，2014：200-201.

[2] 邹燕勤，孔薇. 邹燕勤治疗肾病临证经验医案集要[M]. 北京：科学出版社，2014：192-193.

[3] 黄春林，杨霓芝. 心肾疾病临证证治[M]. 广州：广东人民出版社，2000，308.

[4] 包昆，哈斯也提. 杨霓芝教授诊治肾动脉粥样硬化经验[J]. 中医药学刊，2004，22（11）：1995-1996.

第九章　补土理论治疗慢性间质性肾炎案例

案例1　补脾益肾，清热利水活血法治疗慢性间质性肾炎案

钟某，男，59岁，2016年8月16日来诊。

主诉　双下肢浮肿、血肌酐升高1年余，加重3天。

现病史　患者于2015年4月肺部感染后出现下肢浮肿、泡沫尿，反复查尿蛋白阳性，并血肌酐进行性升高，间断门诊治疗，因近期血肌酐升高明显，遂于2016年7月27日住院，查尿常规：白细胞+，葡萄糖+。血红蛋白92g/L，血肌酐607μmol/L，血清白蛋白38g/L。泌尿系彩超：左肾大小10.8cm×5.8cm，右肾大小9.1cm×4.8cm，皮质厚1.4cm，皮髓质分界清楚，双肾实质回声稍高，右肾偏小。行肾穿刺活检提示慢性肾小管-间质肾病（重度），予以护肾排毒等对症治疗后出院。3天前患者浮肿加重，遂来诊。

症见　神疲乏力，眼睑、下肢中度浮肿，全身皮肤瘙痒，口干，纳眠一般，尿量每日800～900ml，小便夹泡沫，大便调，舌暗红，舌面可见瘀斑，苔薄黄，脉沉细弱。

既往史　高血压病史，血压控制良好，否认其他病史。

中医诊断　水肿病。

中医证型　脾肾气虚，水热互结。

西医诊断　慢性间质性肾炎。

治法　补脾益肾，清热利水活血。

处方　黄芪20g，茯苓皮30g，白术15g，甘草3g，泽泻15g，桂枝5g，猪苓15g，盐山萸肉10g，菟丝子20g，蒲公英15g，石韦30g。

浓煎至150ml内服，每日1剂，共7剂。

2016年8月23日二诊：

刻下症　精神较前好转，眼睑轻微浮肿，双下肢水肿较前减轻，腹胀，饭后尤甚，胃纳一般，口干无口苦，眠可，尿量约每日1200ml，大便调，舌暗红，舌面可见瘀斑，苔薄黄腻，脉沉细弱。

治疗上，患者浮肿仍未消退，中药在原方基础上加泽兰15g加强活血利水之效，加枳壳15g理气宽中。中药浓煎至150ml内服，每日1剂，共14剂。

2016年9月13日三诊：

刻下症　患者精神良好，浮肿消退，腹胀缓解，舌暗红，苔薄黄，脉沉细。

复查血肌酐 560μmol/L。

治疗上，中药在上方基础上，改茯苓皮为茯苓，去泽泻、桂枝，加用陈皮 5g 加强健脾理气之效。中药浓煎至 150ml 内服，每日 1 剂，共 14 剂。其后患者每半个月门诊随访，动态复查肾功能，半年后复查血肌酐仍稳定。

按语

本案患者反复下肢浮肿，其发病缓慢，肿由足踝而上，按之凹陷不易恢复，属于里虚而标实。《素问·水热穴论》指出："用而劳甚，则肾汗出，肾汗出逢于风，内不得入于脏腑，外不得越于皮肤，客于玄府，行于皮里，传为跗肿。"《素问·至真要大论》指出"诸湿肿满，皆属于脾"，此患者以水肿为主症，因此治疗水肿，当从脾肾论治。《素问·评热病论》指出"邪之所凑，其气必虚"，此患者素体亏虚，1 年前感受外邪，虽邪已去，但耗损正气五脏，脾肾亏虚，先后天不足，气血无以生化，机体失养，见神疲乏力。《素问·经脉别论》中指出"饮入于胃，游溢精气，上输于脾，脾气散精，上归于肺，通调水道，下输膀胱，水精四布，五经并行"，故脾胃亏虚，津液输布失常，津液不能上呈口舌，见肢肿、口干；肾气亏虚，固摄失常，精微外泄，见泡沫尿；舌暗红，舌面可见瘀斑为邪气内阻，气滞血瘀之象；肾虚湿热，热扰心神则夜不能寐；脉沉细弱是脾虚，气血生化不足，脉道无以充盈之象。

患者水肿为主症，《素问·至真要大论》中指出"中满治法，当开鬼门，洁净府。开鬼门者，谓发汗也；洁净府者，利小便也。中满者泻之于内，谓脾胃有病，当令上下分消其气"。《兰室秘藏·饮食劳倦门·饮食所伤论》中指出"饮者，水也，无形之气也。因而大饮则气逆，形寒饮冷则伤肺，病则为喘咳，为肿满，为水泻。轻则当发汗，利小便，使上下分消其湿"，遂水肿当以利小便、发汗为主；"解醒汤、五苓散、生姜、半夏、枳实、白术之类是也。如重而蓄积为满者，芫花、大戟、甘遂、牵牛之属利下之，此其治也"；遂"利"亦分轻剂、峻利，《兰室秘藏·饮食劳倦门·脾胃虚损论》指出"常戒不可峻利……药尽化开，其药峻利，必有情性，病去之后，脾胃既损，是真气、元气败坏，促人之寿"；遂拟方中注意选用茯苓皮、泽泻、猪苓，而非甘遂、芫花之品，以黄芪益气，同时"以白术甘温，甘补脾胃元气，其苦味除胃中之湿热，利腰脐间血"，遂此方中以白术先补脾胃之弱；再配以菟丝子、山萸肉补肾元，兼以蒲公英、石韦清热活血，桂枝温通。服药后，患者之力、浮肿减轻，其治疗效果可见一斑。其后随诊过程中，患者腹胀纳不佳，考虑瘀水互结于中焦，气化不利，故加用泽兰、枳壳活血行气利水以推动气化。经调整后患者不适症状明显缓解，为巩固疗效，予酌减祛湿利水之品，加用陈皮健脾理气，治疗过程中尤其注意顾护中土以达培土利水之效。

案例 2 养阴清热法治疗慢性间质性肾炎案

许某，男，36 岁，2015 年 12 月 1 日来诊。

主诉　发现血肌酐升高 3 年余，腰酸疲倦 1 周。

现病史　患者于 2012 年 1 月出现发热、呼吸气促、恶心呕吐不适，至当地医院就诊查肌酐升高至 600+μmol/L，后诊断为流行性出血热。经治疗后不适症状缓解，但复查血肌酐仍高于正常值，于 2012 年 4 月行肾穿刺活检诊断为慢性肾间质损害。间断门诊护肾排毒等对症治疗。1 周前感腰酸疲倦乏力明显，遂来诊。

症见　精神疲倦，少许腰酸，口干，心烦，纳眠差，尿量可，夜尿 2~3 次，大便稍干，舌淡嫩，苔薄黄，脉沉细数。

辅助检查　2012 年外院肾穿刺病理报告：慢性间质性肾损害。2015 年 11 月当地查血红蛋白 98g/L，血肌酐 280μmol/L。

中医诊断　慢性肾衰。

中医证型　阴虚内热。

西医诊断　慢性间质性肾炎。

治法　养阴清热。

处方　牡丹皮 10g，麦冬 20g，栀子 10g，生姜 5g，柴胡 15g，有瓜石斛 15g，猪苓 15g，白芍 20g，阿胶 5g（烊化），熟地黄 10g，甘草 5g。

水煎服，每日 1 剂，共 7 剂。

2015 年 12 月 8 日二诊：

刻下症　精神可，无腰酸，纳眠可，二便调，舌淡暗，苔白，脉沉细。患者症状较前好转，守方同前。

按语

《临证指南医案·卷二》云"太阴湿土，得阳始运，阳明燥土，得阴自安，以脾喜刚燥，胃喜柔润故也"，脾湿太过，或胃燥伤阴，均可导致脾运化功能失常。患者口干是脾湿太过，津液无以上呈口舌之象，而单以猪苓、泽泻之品恐利水伤阴，胃易燥，得脾阴以制之，使胃不至于燥，脾胃阴阳燥湿相济，以保证脾胃运化、气机升降协调。遂方中选用麦冬、石斛、阿胶、熟地以养阴。《脾胃论·脾胃胜衰论》中云"饮食损胃，劳倦伤脾，脾胃虚则火邪乘之而生大热……兼于脾胃中泻火之亢甚"，是为脾胃虚弱，以至"虚火"亢盛，至心烦不寐，脉数细。所以本案治疗时除补脾胃之阴外，也围绕脾胃阴虚的相关病机进行干预，如以牡丹皮清热凉血，栀子清心火，阿胶滋阴泻火，柴胡升阳以散火，诸药清热以保津液，这是临床上滋养胃阴时要注意的。

患者多年前因感受外邪，邪气内传而伤五脏之气，久病则气阴俱虚，以损伤先后天为主，脾胃虚弱，则水谷无以运化，机体不得充养，肾虚则腰府失养而腰酸之力。肾虚或脾弱谁更为甚？两者相争，谁更为重？脾肾乃先后天之本，临床上当先以判断，当脾胃虚弱生化之源而致肾虚不藏，当以补脾为先，若因肾阳亏虚，而使得脾阳无以温煦，则应以温阳补肾为重。此患者以疲乏、胃纳欠佳为主，其脉沉细，判断以脾虚更为甚，当以补脾为先，兼顾补肾。

案例 3 健脾益肾活血法治疗慢性间质性肾炎案

黄某，女，25 岁，2017 年 9 月 18 日来诊。

主诉 发现尿检异常伴血肌酐升高 5 个月。

现病史 患者于 2017 年 4 月体检发现尿潜血及尿蛋白阳性，查肌酐 118μmol/L，测血压 180/120mmHg，诊断考虑肾炎合并肾性高血压，服用氯沙坦钾片降压，后复查肌酐波动在 110～130μmol/L。因肾功能损害原因不详，遂于 2017 年 9 月初行肾穿刺活检术，提示 IgA 肾病（重度肾小管萎缩和间质纤维化）。

症见 神清，精神尚可，稍乏力，眼睑及下肢无浮肿，纳眠可，小便夹泡沫，大便调，舌淡暗，苔薄白，脉弦细。

辅助检查 2017 年 9 月肾穿刺病理：符合 IgA 肾病（重度肾小管萎缩和间质纤维化）。2017 年 9 月尿常规：蛋白++，潜血+++。血肌酐 130μmol/L。

中医诊断 尿浊。

中医证型 脾肾气虚血瘀。

西医诊断 IgA 肾病，慢性间质性肾炎。

治法 健脾益肾活血。

处方 党参20g，白术15g，茯苓15g，女贞子15g，旱莲草15g，赤芍15g，白芍15g，生地黄15g，牡丹皮15g，甘草6g。

水煎服，每日 1 剂，再煎服用，共 14 剂。

2017 年 10 月 8 日二诊：

刻下症 乏力较前好转，肢体无浮肿，纳眠可，小便泡沫减少，大便调，舌淡暗，苔薄白，脉弦细。

治疗上，患者症状较前好转，中药在原方基础上加用黄芪 30g。水煎服，共 14 剂，每剂中药使用 2 天（即第一天加水煎服，次日翻渣水煎再服）。服药 1 个月后复查尿常规：蛋白+，潜血++；血肌酐 115μmol/L。

按语

尿浊病机不外乎湿热下注，脾肾亏虚，可由多食肥甘厚腻，或感受外邪，或久病劳倦，导致脾失健运，酿湿生热，湿热余邪不清，蕴结下焦，加之脾胃虚弱，不能升清降浊，清浊相混，而成尿浊。本病初期以湿热为多，属实证，治宜清热利湿，病久则脾肾亏虚，治宜培补脾肾，固摄下元。脾为后天之本，对养生防病有着重要的意义。《金匮要略·脏腑经络先后病脉证》中提到"四季脾旺不受邪"，《脾胃论·脾胃胜衰论》亦提到"百病皆由脾胃衰而生也"，因此注意顾护胃气，使得脾气充实，运化功能健全，则正气充足，不易受到外邪侵袭。

患者发病时节在清明、谷雨，其气候雨水多而潮湿，以湿邪伤喜燥恶湿之脾脏，后又经历长夏之季，其气候炎热，雨水亦多，湿之太过，困伤脾脏，使得脾不得运展，脾弱者多为湿伤，诸多湿病由此而起。而《素问·太阴阳明论》中说到"脾土者也，治中央，常以四时长四脏，各十八日寄治，不得独主于时也"，表明四时节气中均有土气，"脾主四时"，说明任何时候治疗，皆应当兼顾脾土。

　　患者以乏力、小便夹泡沫、舌淡暗、脉细为主症，是因病久，正气耗损，先后天俱有损伤，气血生化乏源，生化不足，机体不养，脾虚则无力升清，加之肾虚无力固摄之象。遂中药方中，除应用二至丸、地黄等滋补肾阴外，注重用党参补脾胃之气，配以白术、茯苓健脾益气渗湿，赤芍活血，君臣佐使共奏健脾益肾活血之效。二诊时，进一步注重补益脾气，诚如《古今医彻·三焦论》言黄芪"益元气而补三焦"，黄芪补三焦，实卫气与桂枝同。"耆者，长也"，故黄芪被誉为补药之长。其注重扶正补气，补脏腑虚损，充先后天之气，一则补脾之气，二则补肾之气，配合白术、茯苓之品加强健脾渗湿之效。故用药后患者不适症状逐渐缓解，复查肾功能稳定。

第十章 补土理论治疗慢性肾盂肾炎案例

案例 1 健脾益气，清热祛湿法治疗慢性肾盂肾炎案

李某，女，54 岁，2013 年 6 月 7 日就诊。

主诉 反复尿频尿急伴腰酸痛 1 年。

现病史 患者 1 年前开始反复出现尿频尿急，伴有腰酸痛，多次查尿常规提示白细胞及潜血阳性，血肌酐波动于 110～130μmol/L，多次在外院就诊，考虑为慢性肾盂肾炎，给予抗生素及清热利尿通淋中药口服，症状仍反复，遂来诊。

症见 神清，易疲倦，少许腰酸腰痛，纳眠差，尿频尿急，小便量可，大便调，舌暗红，苔黄，脉细。

辅助检查 2013 年 6 月 4 日尿常规：白细胞+，潜血、蛋白均阴性。

中医诊断 淋证。

中医证型 气虚湿热。

西医诊断 慢性肾盂肾炎。

治法 健脾益气，清热祛湿。

处方 黄芪 15g，白术 15g，茯苓 15g，炒白扁豆 15g，陈皮 5g，炒薏苡仁 15g，女贞子 15g，旱莲草 15g，甘草 5g。

水煎服，每日 1 剂，共 14 剂。

2013 年 6 月 21 日二诊：

刻下症 精神可，已无尿频尿急及腰酸痛，少许咽喉痛，余无特殊不适，舌淡红，苔白，脉细。辅助检查：尿常规示潜血+，白细胞-。血肌酐正常。

治疗上，因患者咽喉痛，中药在上方用药基础上去温补之品黄芪，加太子参 10g。水煎服，每日 1 剂，共 14 剂。后患者定期门诊随诊，反复于我院复查尿常规白细胞阴性，尿潜血±或+。

按语

本案患者反复尿频尿急、腰酸痛发作，来诊时症见疲倦乏力、纳差、腰酸，为脾气亏虚，运化失司，湿热之邪内阻，下注膀胱所致，湿热之邪蕴久化热，阻滞气机，气不行血，血停为瘀，久病瘀血内阻，腰府失养，故见腰酸痛。该病病机关键在于脾气亏虚，运化无力，湿热内阻，发为淋证。

《内外伤辨惑论·卷上·辨阴证阳证》云："遍观《内经》中所说变化百病，其源皆由喜怒过度，饮食失节，寒温不适，劳役所伤而然。夫元气、谷气、荣气、清气、卫气、生发诸阳上升之气,此六者皆饮食入胃,谷气上行,胃气之异名,其实一也。既脾胃有伤,则中气不足;中气不足,则六腑之气皆绝于外。故经言五脏之气已绝于外者,是六腑之元气病也。气伤脏乃病,脏病则形乃应。是五脏六腑真气皆不足也。"脾胃内伤,气血生化之源,五脏六腑皆可致病。

脾胃乃后天之本,脾主运化,首先,包括运化精微物质,从食物中吸收营养物质,以营养五脏六腑,故《素问·经脉别论》云:"饮入于胃,游溢精气,上输于脾,脾气散精,上归于肺,通调水道,下输膀胱,水精四布,五经并行,合于四时五脏阴阳,揆度以为常也。"其次,脾主运化还包括运化水湿,配合肺、肾、三焦、膀胱等脏腑运行水液,维持体内水液代谢平衡。脾虚不能运化水湿,可见大便溏泄、浮肿等症状。故《素问·至真要大论》:"诸湿肿满,皆属于脾。"脾虚水湿运化失调,湿邪内生,日久郁而化热,湿与热结,湿热蕴于脾胃,脾虚气陷,湿热之邪由中焦下注膀胱,故见膀胱湿热。因此淋证日久,多为本虚标实之症。

该病是受细菌直接侵犯而引起的炎症性病变,尿路感染初期多表现为实证、热证,中医治疗多运用八正散等清热利湿药物,西医治疗多使用大量抗生素,往往在发病初期效果明显,但反复、大量使用,则容易复发,疗效不易巩固。该病系中医"淋证"范畴,乃湿热毒邪,注于下焦,膀胱气化不利所致,初起多实,日久则由实转虚,或虚实夹杂,病在膀胱和肾,涉及肝脾,实证为膀胱湿热,肝郁气滞,虚证为脾肾亏虚。本病多为本虚标实证。本虚为脾肾亏虚,标实为湿热毒邪,而气血瘀滞贯穿本病始末。本虚与湿热毒邪蕴结是尿路感染的关键,病位以肾与膀胱为中心。湿热毒邪入侵肾与膀胱,阻滞水道,有碍气化,气机不畅,瘀血内停。瘀血既是病理产物,又是致病因素,在淋证的发生发展中具有重要意义。淋证初期湿热毒邪蕴结,导致气血瘀滞;病之后期,则因正气耗伤,气阴亏虚,气虚则血行无力,阴虚则血枯而浓,均可使血行不畅而形成瘀血。瘀血一经形成,则可使病情更趋复杂和迁延难愈。对于本例患者,以往攻邪之法不效,可知为正虚不能祛邪,故宜加强扶正,正气足则邪自去。遂选用健脾益气为主法的药物以扶正,兼以二至丸以防伤阴,夹以祛湿邪以使邪去正安而取速效。

案例2 益气养阴,清热祛湿法治疗慢性肾盂肾炎案

周某,女,54岁,2014年4月16日就诊。

主诉 反复腰酸痛1年余。

现病史 患者2013年3月开始反复出现腰酸痛,隐痛为主,时伴有尿频尿急尿痛,2013年6月4日因腰痛发热伴排尿不适明显于常州市第一人民医院住院,查尿培养示铜绿假单胞菌阳性,诊断为泌尿道感染,经治疗不适症状缓解后出院。其后自2013年10月开始,再次反复出现腰酸痛伴排尿不适,于当地就诊,考虑为慢性肾盂肾炎,经治疗后症状仍反复,遂来诊。

症见 神清，精神疲倦，腰酸痛，口干，胃部不适，反酸嗳气，纳差，眠尚可，夜尿多，大便调，舌淡红，苔白微腻，脉细。

辅助检查 2013 年 10 月 4 日、2013 年 10 月 29 日、2014 年 2 月 24 日外院尿培养无细菌生长。

中医诊断 腰痛。

中医证型 气阴两虚，湿热内阻。

西医诊断 慢性肾盂肾炎。

治法 益气养阴，清热祛湿。

处方 山药 15g，陈皮 5g，女贞子 15g，旱莲草 15g，黄精 15g，贯众 15g，郁金 15g，素馨花 15g，蒲公英 15g，救必应 15g，秦皮 15g，扁豆花 15g，甘草 5g。

水煎服，每日 1 剂，再煎服用，共 5 剂。

2014 年 4 月 22 日二诊：

刻下症 神清，精神可，胃部不适较前改善，偶有嗳气，纳一般，眠差改善，夜尿减少，大便调，舌淡红，苔白微腻，脉细。辅助检查：尿常规，潜血+，白细胞-。

治疗上，中药于前方去秦皮，加用太子参 15g，水煎服，每日 1 剂，再煎服用，共 14 剂。后随症加减，症状渐消。

按语

本病属于中医"腰痛"范畴，患者感受湿热外邪，湿热之邪留恋，耗气伤阴，阴虚又生内热，湿热内阻，阻滞气机，湿热之邪易困脾，脾胃运化失司，故见胃部不适，嗳气呃逆之症。

《四圣心源·腰痛根原》："腰痛者，水寒而木郁也。木生于水，水暖木荣，生发而不郁塞，所以不痛。肾居脊骨七节之中，正在腰间，水寒不能生木，木陷于水。结塞盘郁，是以痛作。木者，水中之生意，水泉温暖，生意升腾，发于东方，是以木气根荄下萌。正须温养，忽而水结冰澌，根本失荣，生气抑遏，则病腰痛。腰者，水之所在，腹者，土之所居，土湿而木气不达，则痛在于腹，水寒而木气不生，则痛在于腰。然腰虽水位，而木郁作痛之原，则必兼土病。盖土居水火之中，火旺则土燥，水旺则土湿，太阴脾土之湿，水气之所移也。土燥则木达而阳升，土湿则木郁而阳陷，癸水既寒，脾土必湿，湿旺木郁，肝气必陷，陷而不已，坠于深渊，故腰痛作也。"

本案患者久病气阴耗伤，以脾肾之阴为主，故当补益脾肾之阴。方中选用二至丸加减，《医方集解·补养之剂》："此足少阴药也，女贞甘平，少阴之精，隆冬不凋，其色青黑，益肝补肾；旱莲甘寒，汁黑入肾补精，故能益下而荣上，强阴而黑发也。"故二至丸以补肾之阴为主。另方中选用山药、扁豆花、甘草等健脾养阴之品，《神农本草经》云："山药，主伤中，补虚羸，补中，益气力。"《药品化义》云："扁豆，味甘平而不甜，气清香而色微黄，与脾性最和，为和中益气佳品。"故此类药物共奏健脾补肾养阴之效。

《医学求是·血证求原论》曰："土位于中，而火上，水下，左木，右金。左主乎升，右主乎降。五行之升降，以气不以质也。而升降之权，又在中气，中气在脾之上、胃之下也，左木、右金之际。水火之上下交济者，升则赖脾胃之左旋，降则赖胃土之右转也。故中气旺，则脾升而胃降，四象得以轮旋。中气败，则脾郁而胃逆，四象失其运行矣。"脾胃为气机升降之枢纽，故脾胃健运，五脏六腑气机方得运转。《医方考·脾胃门》："脾胃者，土也，土为万物之母，诸脏腑百骸受气于脾胃而后能强。若脾胃一亏，则众体皆无以受气，日见羸弱矣。故治杂症者，宜以脾胃为主。然脾胃喜甘恶苦，喜香而恶秽，喜燥而恶湿，喜利而恶滞。"故湿热内阻，脾胃无以运化，久而化热，故当清热利湿以去标实之症。本案中以"益气养阴，清热祛湿"为法，标本兼治，补益脾肾，又去脾胃湿热之标实，故能收良效。

案例3　健脾补肾，祛湿活血通淋法治疗慢性肾盂肾炎案

魏某，男，55岁，2002年7月2日来诊。

主诉　反复尿频尿急20余年。

现病史　患者于20余年前反复出现尿频尿急，多于劳累、饮水减少时出现，既往多次门诊和住院治疗，考虑慢性肾盂肾炎，使用抗感染治疗，症状反复。遂来诊。

症见　神清，精神疲倦，全身乏力，口苦，尿频尿急，小便不畅、淋沥不尽伴灼热感，腰痛，腹部少许胀痛不适，纳差，梦多，大便偏干。舌暗红，苔黄腻，脉弦滑。

辅助检查　中段尿培养提示：大肠埃希菌生长，药敏提示对头孢哌酮、头孢曲松、环丙沙星及亚胺培南等多种抗生素均耐药；尿常规：白细胞+++；血肌酐正常。

中医诊断　劳淋。

中医证型　脾肾亏虚，湿瘀互结。

西医诊断　慢性肾盂肾炎。

治法　健脾补肾，祛湿活血通淋。

处方　黄芪30g，白花蛇舌草15g，鱼腥草15g，金钱草15g，石韦15g，土茯苓30g，泽兰15g，益母草15g，地榆15g，槐角20g，牛膝15g，赤芍15g，杜仲15g，熟地黄15g，甘草5g。

水煎服，每日1剂，再煎服用，共14剂。

2002年7月20日二诊：

刻下症　神清，精神可，尿频尿急、小便淋沥不尽感基本消除，小腹仍少许坠胀感。舌淡红，苔薄白，脉细滑。辅助检查：尿常规，白细胞-。

治疗上，小腹少许坠胀，中药用清热药白花蛇舌草、石韦等，酌加升举阳气

药如柴胡、太子参、白术等继服2周，症状消失，后随访未见肾盂肾炎复发。

按语

本案患者由于久病反复发作不愈，脾虚不运，湿热之邪蕴结体内，下注膀胱，膀胱气化功能失常，故见尿频尿急反复发作，小便不畅、淋沥不尽。湿热之邪蕴久，耗气碍脾，疲倦乏力、腹胀、纳差、多梦，此为脾虚运化失司之象。

《医宗必读·淋》："《内经》曰：脾受积湿之气，小便黄赤，甚则淋（此言湿传膀胱而成淋也。土受湿侵，积久则郁而成热，脾者主转输水谷，湿热输于膀胱，淋证乃作）。风火郁于上而热，其病淋（此言热传膀胱而成淋也。少阳里胆为相火，主风，曰郁于上者，火邪类归心经，心移热于膀胱，而淋证作矣）。"

名中医杨霓芝教授认为，慢性肾盂肾炎发病外因以湿热为主，并贯穿该病之始终；脾肾亏虚是发病和病程迁延的内在因素。本病病位在脾肾，病理性质属本虚标实，本虚为正气虚，标实为血瘀及湿热，以血瘀为主。气虚血瘀是慢性肾盂肾炎治疗的关键，要阻止慢性肾盂肾炎的发生发展，需要从这一病理机制切入。根据这一病理基础，在湿热贯穿该病始终的理论指导下，慢性肾盂肾炎的治疗应以健脾补肾，祛湿活血通淋立法。但需要注意的是，大部分患者由于长期使用抗生素治疗，严重耗损正气，湿热瘀祛除后，在后期的治疗中尤其需要注意扶正升阳。故以黄芪为君补益脾气且可升举阳气，杜仲、熟地黄补肾，槐角、白花蛇舌草、鱼腥草、金钱草、石韦、土茯苓、泽兰清热利湿，益母草、地榆、牛膝、赤芍活血化瘀，待尿频尿急症状好转后可酌减清热利湿之品，酌加益气升阳之品。

案例4 健脾补肾，酌以利湿通淋法治疗慢性肾盂肾炎案

郭某，女，64岁，2000年5月27日来诊。

主诉 反复尿频尿急30余年，再发半个月。

现病史 患者30余年前出现尿频尿急，当时伴有腰痛发热，考虑为泌尿道感染，经治疗未痊愈，后反复出现尿频、尿急症状，尿常规检查提示尿白细胞阳性。5年前开始检查发现血肌酐升高，多次在外院住院及门诊就诊，考虑为慢性肾盂肾炎，给予抗感染、护肾排毒等治疗。近半个月来尿频、尿急再发，在外院查尿常规：白细胞+++，蛋白+，潜血+。血肌酐283.2μmol/L，尿素氮11.66mmol/L，中段尿培养示大肠埃希菌阳性，曾用氨苄西林舒巴坦钠治疗10天，症状无明显改善，遂来诊。

症见 神清，精神疲倦，尿频，尿急，晨起眼睑浮肿，双下肢水肿，纳眠一般，小便量可，夜尿增多，大便调。舌淡暗，苔黄腻，脉沉弦。

既往史 高血压病史，血压最高达185/110mmHg，否认其他病史。

中医诊断 劳淋。

中医证型 脾肾亏虚，湿热下注。

西医诊断　①慢性肾盂肾炎；②慢性肾脏病 5 期；③高血压 3 级（很高危组）。

治法　健脾补肾，酌以利湿通淋。

处方　北芪 90g，黄精 20g，淫羊藿 30g，制何首乌 15g，山茱萸 12g，山药 25g，茯苓皮 60g，泽泻 15g，蒲公英 20g，丹参 20g，刘寄奴 20g，谷芽 30g，木香 15g（后下），海螵蛸 15g，甘草 6g。

水煎服，每日 1 剂，共 14 剂。

2000 年 6 月 15 日二诊：

刻下症　神清，精神好转，尿频尿急感基本消除，双下肢浮肿减轻，舌淡暗，苔薄黄，脉细滑。辅助检查：尿常规，白细胞-，蛋白-。

治疗上，续服上药 3 个月巩固疗效，未见肾盂肾炎复发。间断以上方加减治疗 2 年，病情稳定，血肌酐控制在 280μmol/L 左右。

按语

《脾胃论·饮食劳倦所伤始为热中论》："脾胃气虚，则下流于肾，阴火得以乘其脾土。"脾主运化水湿，脾虚湿停，湿热内生。《四圣心源·湿病根原》："湿病者，太阴湿旺而感风寒也。太阴以湿土主令，肺以辛金而化湿，阳明以燥金主令，胃以戊土而化燥，燥湿相敌，是以不病。人之衰也，湿气渐长而燥气渐消。及其病也，湿盛者不止十九，燥盛者未能十一。阴易盛而阳易衰，阳盛则壮，阴盛则病，理固然也。膀胱者，津液之府，气化则能出，肺气化水，渗于膀胱，故小便清长。土湿则肺气埋郁，不能化水，膀胱闭癃，湿气浸淫，因而弥漫于周身。湿为阴邪，其性亲下，虽周遍一身，无处不到，究竟膝踝关节之地，承受为多。一遇风寒感冒，闭其皮毛，通身经络之气，壅滞不行，则疼痛热烦而皮肤熏黄。湿凌上焦，则痛在头目，湿淫下部，则痛在膝踝，湿侵肝肾，则痛在腰腹，湿遍一身，上下表里，无地不疼，而关窍骨节，更为剧焉。"

故该患者中焦湿热，下注膀胱，病程日久，疲倦乏力、夜尿频多等脾肾亏虚之症渐显。治疗上，当以健脾补肾为主，酌以利湿通淋。补肾者，以下元得以升清，清气得升，脾气健运，湿邪方去。方中黄芪、黄精、淫羊藿、何首乌、山茱萸健脾补肾，益气养精，山药、谷芽、木香、甘草健脾益气。

黄春林教授认为，慢性肾盂肾炎属于慢性感染的范畴，患者因病程缠绵，且长期使用各种抗生素，正气虚弱的情况较明显，其中又以脾肾两虚为多，治疗上应选用补益抗菌或可以增强机体免疫力的中药，如黄芪、当归、黄精、女贞子等，另外注意消除感染引起的炎症反应，此时可借鉴外科疮疡的治法，炎症早期使用五味消毒饮抗感染，或使用仙方活命饮，方中有大量活血除瘀药，可在抗感染的同时促进炎症吸收；中期采用托里消毒饮等托里消毒，后期则以补益为主，兼清余邪。且在中药中多加入丁香、厚朴、木香等芳香行气药，除具广谱抗菌作用外，尚可减少寒凉中药的副作用，并有助于消除炎症引起的胃肠道反应。

案例 5 健脾补肾法治疗慢性肾盂肾炎案

钟某，女，43 岁，2011 年 5 月 11 日就诊。

主诉 尿频尿急尿痛 2 年余。

现病史 患者 2 年来反复出现尿频尿急尿痛，多次在外院就诊，考虑为慢性肾盂肾炎，予抗感染治疗后症状好转，但劳累后症状反复，遂来诊。

症见 神清，疲倦乏力，腰酸痛，尿频尿急尿痛，口干，少许口苦，纳眠欠佳，大便正常，舌淡红，边有齿痕，苔薄黄，脉沉。

辅助检查 2011 年 5 月 8 日查尿常规：白细胞+++，潜血+。

中医诊断 劳淋。

中医证型 脾肾亏虚，湿热下注。

西医诊断 慢性肾盂肾炎。

治法 健脾补肾。

处方 黄芪 20g，女贞子 15g，当归 10g，菟丝子 20g，杜仲 25g，白茅根 25g，金樱子 25g，海螵蛸 15g，桑螵蛸 15g，芡实 25g ，蛇床子 15g，蒲公英 20g，小蓟 25g，炙甘草 10g，广藿香 15g（后下）。

水煎服，每日 1 剂，再煎服用，共 7 剂。

2011 年 5 月 20 日二诊：

刻下症 腰酸痛、尿频尿急尿痛减轻，少许口干，无口苦，纳眠一般，大便每日 2 次，质偏烂。舌淡，苔薄黄，脉沉。辅助检查：尿常规，白细胞+，潜血+。

治疗上，前方去蒲公英、女贞子，加黄精 20g。水煎服，每日 1 剂，次日再煎服用，共 14 剂。其后以上方加减服用，随访患者病情稳定，一般情况良好，无腰酸痛，无尿频尿急尿痛等不适。2011 年 10 月查尿常规：潜血±。继续守前法治疗。

按语

《医宗必读·淋》："劳淋：有脾劳、肾劳之分。多思多虑，负重远行，应酬纷扰，劳于脾也，宜补中益气汤与五苓散分进。专因思虑者，归脾汤。若强力入房，或施泄无度，劳于肾也，宜生地黄丸，或黄芪汤。肾虚而寒者，《金匮》肾气丸。"

《张氏医通·淋》："《金匮》论淋证四条，一曰小便如粟状，小腹弦急，痛引脐中，此肝移热于膀胱，因肝热甚，失其疏泄之令而然也；一曰胃中有热，消谷引食，大便坚，小便数，此因胃热炽盛，消烁津液。肠胃膀胱之源俱涸也；一曰有水气，其人苦渴，此膀胱气化不利，水积胞中为患也；一曰小便不利，用蒲灰散等治，此因膀胱血病，血属阴，阴病则阳亦不能施化也。其用栝蒌瞿麦丸者，盖缘肺气不化，膀胱不通，致水渍则津液不行，而胃中烦渴，故用栝蒌根以生津，薯蓣以补肺，茯苓疏肺气下行，瞿麦逐膀胱癃结；然欲散下焦之结，又需阳药始得开通，故少加附子为使，必水积而腹中冷者，方可用之。"

医案中，该患者病程日久，症见疲倦乏力乃脾气亏虚之象；腰酸痛、尿频尿急、脉沉乃肾气亏虚不能固摄所致；"苦为火之味"，口苦、尿频、苔薄黄乃脾气亏虚，运化失常，导致湿热下注所致。予黄芪、芡实益气健脾，女贞子、蛇床子、菟丝子、黄精、杜仲补肾，辅以当归补血活血，白茅根、小蓟凉血止血，金樱子、桑螵蛸固精缩尿，广藿香行气运脾养胃，海螵蛸制酸护胃，考虑补益药物偏于温补，故予蒲公英清热解毒。同时，现代药理研究显示，黄芪、女贞子、菟丝子、黄精、杜仲、金樱子、蛇床子、当归既有补益作用，又有抗感染作用，蒲公英、广藿香具有抗菌作用。

第十一章 补土理论治疗慢性肾衰竭案例

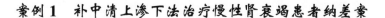

第一节 治疗慢性肾衰竭的消化道症状案例

案例 1 补中清上渗下法治疗慢性肾衰竭患者纳差案

袁某,女,64 岁,2016 年 7 月 12 日来诊。

主诉 发现血肌酐升高 5 年,纳差半年。

现病史 患者于 2011 年因脑出血在南方医院住院期间发现血肌酐 290μmol/L,尿常规提示尿蛋白±,经系统检查明确诊断为慢性肾衰竭,良性肾小动脉硬化。2012 年 10 月开始在外院门诊动态复查血肌酐,进一步升高,波动于 400~500μmol/L,为求中医治疗遂来诊。

症见 疲倦乏力,胃纳不佳,口干、咽痛,尿频尿急,甚则尿失禁,夜尿 3~4 次,大便调,眠差,舌质暗淡,边有齿印,苔薄黄,脉沉细。

既往史 高血压、2 型糖尿病病史 10 余年。

辅助检查 2016 年 7 月 12 日血肌酐 422μmol/L,尿素氮 13.15mmol/L,尿常规:蛋白++,葡萄糖++。

中医诊断 慢性肾衰。

中医证型 脾肾气虚,湿热中阻。

西医诊断 ①慢性肾脏病 5 期;②高血压 3 级(很高危组);③2 型糖尿病。

治法 健脾补肾,清利湿热。

处方 黄芪 30g,党参 15g,山药 15g,茯神 20g,淫羊藿 15g,菟丝子 15g,女贞子 15g,覆盆子 30g,川牛膝 15g,蒲公英 20g,漏芦 40g,炒黄连 5g,大黄 5g(后下),合欢花 20g,甘草 5g。

水煎服,每日 1 剂,再煎服用,共 14 剂。

2016 年 8 月 1 日二诊:

刻下症 患者精神好转,胃纳改善,乏力减轻,无明显口干口苦,夜尿 1~2 次,大便调。舌质暗淡,边有齿印,苔薄黄,脉沉细。守方续服。

随后连续多次复诊,均谨守病机,随症加减,如纳差倦怠加重,则加藿香以醒脾祛湿;如大便偏烂时易大黄为决明子以润肠通便,或大黄减量而黄连加量。

2017 年 3 月 29 日复诊：

刻下症　患者精神良好，胃纳正常，余症均有所减轻，舌淡，边有齿印，苔薄白，脉沉细。复查血肌酐 389μmol/L，尿素氮 16.93 mmol/L。

治疗上，考虑湿热既除，遂去蒲公英、黄连、大黄等苦寒之品，以四君子汤合二仙二至丸加减化裁作为长期调理之剂。

处方　黄芪 50g，山药 15g，茯神 25g，淫羊藿 15g，菟丝子 15g，女贞子 15g，覆盆子 30g，决明子 25g，漏芦 40g，法半夏 15g，藿香 15g，石斛 20g，葛根 30g，合欢花 20g，甘草 5g。

水煎服，每剂中药使用 2 天（第一天加水煎服，次日翻渣水煎再服），共 14剂。随后患者每月定期门诊复诊，守前法治疗，随访至 2019 年 6 月，病情稳定。

按语

本病案的慢性肾衰竭患者以胃纳差为主要症状，通过补中清上渗下法予以调理，患者症状逐渐缓解，病情稳定。慢性肾衰竭在病程中出现脾虚湿浊中阻，容易郁而化热，热与湿互结，形成湿热之邪，蕴久酿毒，损伤血脉和脏腑，包括中土之运化、升降气机以及肾之气化受损，而脾肾亏虚，又加剧湿浊、湿热、水气等阴火内生，泛溢为害，造成恶性循环。故通过补土健脾恢复中土之气化，推动四维之转动，在慢性肾衰竭的消化道症状的治疗当中有着至关重要的地位。本例患者表现为疲倦乏力、纳差、夜尿频，舌淡有齿印，说明患者脾肾俱虚。舌苔黄、口干、咽痛，且肌酐、尿素氮等毒素蓄积于内，说明湿热阴火内停，困阻中焦。病机虽然错综复杂，但主要矛盾是脾虚湿热，故治宜健脾之中辅以清热利湿化浊之法，以降浊泻火。处方以四君子汤为底，合大黄黄连泻心汤以解中焦之郁热。方中参、芪、苓、草补脾益气，蒲公英、大黄、黄连、漏芦清三焦之热，使阴火退，元气足，则补肾填精之品可缓缓图治。因此，对于慢性肾衰竭消化道症状明显的患者应重视其脾胃功能，早期便应健脾补中，当疾病进展至终末期肾病时，消化道症状更加明显，病机亦更加复杂，则应取补中土与泻阴火并用之法，恢复中土健运和升清降浊之气机，才能扭转病势，以图长治久安。

案例 2　健脾降浊法治疗慢性肾衰竭患者呕吐案

温某，女，64 岁，2016 年 12 月 26 日来诊。

主诉　发现血肌酐升高 5 个月，恶心呕吐 2 周。

现病史　患者于 2016 年 7 月在当地医院体检发现血肌酐 657μmol/L，尿常规提示尿蛋白++，2016 年 8 月复查血肌酐进一步升高，为 711μmol/L，门诊维持护肾、降压等治疗。近 2 周来患者出现恶心欲呕，晨起明显，当地医院建议其开始透析治疗，但患者动静脉内瘘（血液透析通路）尚未成熟，遂转诊我院以求中医治疗。

症见　精神疲倦，晨起欲呕，饭后呕吐，偶有胸闷憋气，皮肤瘙痒，纳眠一般，尿频，夜尿多达 10 次，大便稀，每日 1～3 次，双下肢踝以下轻度浮肿。舌暗有瘀点,苔薄白,脉细。

既往史 2型糖尿病病史10余年。

辅助检查 2016年12月12日血肌酐713μmol/L,尿素氮18.5mmol/L。

中医诊断 慢性肾衰。

中医证型 脾虚不运,湿浊中阻。

西医诊断 ①慢性肾脏病5期;②2型糖尿病。

治法 健脾益气,利湿降浊。

处方 党参15g,白术15g,茯苓15g,春砂仁5g(后下),大黄5g(后下),陈皮5g,法半夏15g,大黄炭20g,积雪草15g,金樱子15g,菟丝子15g,甘草5g。

水煎服,每日1剂,共14剂。

2017年1月16日二诊:

刻下症 患者精神好转,晨起欲呕减轻,可进食,无胸闷憋气,无皮肤瘙痒,双下肢无浮肿,夜尿减少至3~4次,大便烂,每日2~3次。舌脉同前。复查血肌酐824μmol/L,尿素氮24.62mmol/L。

治法同前,加强祛湿。前方去金樱子加苍术15g以健脾燥湿,薏苡仁20g健脾利湿。继续治疗2周。

随访患者恶心、呕吐、纳差等消化道症状均有所缓解,至2017年2月4日患者动静脉内瘘成熟可用,遂开始血液透析治疗。

按语

本病案已是终末期肾病,出现恶心呕吐、饮食不进等消化道症状,知其中土虚极,运化无力;脾虚则清阳不升,浊阴不降,湿浊中阻进而泛溢血脉、肌肤,由其皮肤瘙痒、血肌酐与日俱增可知。中土衰败、浊邪内阻,若不恢复其气化、健运之机,则补肾无从谈起。故慢性肾脏病的治疗首重调理脾胃,恢复中土之气化,推动四维之转动。此案用香砂六君子汤加减化裁。四君子汤为补气方之总方也,党参致冲和之气,白术培中宫,茯苓清治节,甘草调五脏,陈皮、法半夏疏脾土之湿气,春砂仁通脾肾之元气,补气与行气相辅相成,相得益彰。又加大黄以通腑泻下,倍大黄炭则更能吸附某些肠道毒素而降浊;积雪草清热利湿,兼能活血。此方的重点在于健脾益气,利湿降浊,而补肾之药不过金樱子、菟丝子二味而已,取其固精、缩尿之作用。

本案患者的血肌酐已超过707μmol/L,虽然无高钾血症、严重酸中毒或心衰等危急情况,但若患者不能耐受尿毒症症状,则往往需要尽快开始肾脏替代治疗。正因为如此,很多医生不愿意继续保守治疗,而强烈建议患者开始透析治疗。其实,尽管我们不能逆转其肾衰竭恶化的趋势,但通过调脾补中祛湿之法可有效缓解终末期肾病患者的消化道症状,从而争取多一点时间以供患者做好透析前的准备,包括血管通路、透析治疗的认识和心理适应等。慢性肾衰竭患者出现消化道症状，应密切结合其基本病机，既要知其脾肾亏虚之根本，又要细察其湿、热、毒、瘀之标证。患者湿浊瘀毒蓄积体内，本当予以攻伐，但患者脾肾俱衰，尤其中土衰惫，攻伐之品又多苦寒败胃，此时若冒然予以攻伐，一者恐使虚者更虚，二者脾胃运化无力，恐药物不能发挥其疗效；故此时仍应重视补益正气，常用党参、白术、茯苓、甘草、山药、黄芪等健脾益气之品，陈皮、木香、砂仁等行气助运，亦可加炒谷芽、炒麦芽、神曲之类以助消食开胃，适当选用大黄、大黄炭、草果、黄连、土茯苓、积雪草等通腑泻浊解毒之品以使邪有出路，诸药共用，攻补兼施，以恢复脾胃升降气机，重新建立正虚、邪实之间的平衡。

案例3 调脾行气法治疗慢性肾衰竭患者便秘案

余某，女，68 岁，2017 年 4 月 10 日来诊。

主诉 血液透析 2 月余，便秘 1 周。

现病史 患者因"2 型糖尿病、慢性肾衰竭（尿毒症期）"于 2017 年 2 月开始血液透析，每周 3 次，病情稳定。近 1 周来患者未解大便，伴腹胀，遂来诊。

症见 精神稍疲，口干欲饮，无恶心呕吐，腹胀，无腹痛，大便 1 周未解，纳差，眠可，少尿。舌淡暗，苔薄白，脉沉细。

辅助检查 腹部平片未见异常。

中医诊断 ①便秘；②慢性肾衰。

中医证型 脾肾气虚，湿浊中阻。

西医诊断 ①功能性便秘；②慢性肾脏病 5 期；③2 型糖尿病。

治法 补中益气，行气通便。

处方 党参 15g，白术 15g，茯苓 15g，甘草 5g，陈皮 5g，大黄 5g（后下），枳实 15g，厚朴 10g，黄芪 30g，肉苁蓉 30g，胡麻仁 30g，菟丝子 15g。

水煎服，每日 1 剂，共 7 剂。

2017 年 6 月 5 日二诊：

患者诉上诊服药后可解出硬便，质干，腹胀缓解，胃纳渐增。患者继续服用上方 1 个月，大便每日 1～2 次，质软。2018 年 5 月中旬患者又出现纳差，遂来复诊。

刻下症 精神疲倦，纳差，不思饮食，大便少。舌淡暗，苔薄白，脉沉细。

处方 党参 15g，白术 60g，茯苓 15g，甘草 10g，陈皮 5g，槟榔 15g，枳实 10g，炒谷芽 30g，炒麦芽 30g。

服法同前，治疗 1 周，随访患者胃纳明显改善。

按语

血液透析患者普遍存在便秘，尤其在老年及糖尿病肾病透析患者中更为明显，且多为中重度便秘。高龄、糖尿病、透析超滤量大、卧床时间长均是其影响因素。

中医辨治便秘,有实秘、虚秘、气秘、风秘、冷秘、热秘之分。慢性肾衰竭患者出现便秘,虽然也表现为大便秘结或大便不爽,但往往并不是单纯的实证或虚证,而多属本虚标实之证。慢性肾衰竭患者之便秘,中气不足,津液输布失常导致肠道津液匮乏为本虚;湿浊瘀阻、湿热内灼、气机壅滞为其标实。故治疗总不离慢性肾衰竭的病机特点,常施以攻补兼施之法,以补中益气为基础,佐以行气导滞、润肠通便、通腑泻下之品,以期恢复中土的运化和升降气机功能。

此案为老年、糖尿病、慢性肾衰竭透析患者,活动量少、透析超滤、限制水分等因素都增加患者出现便秘的概率。患者1周未解大便,伴有神疲、口干、舌淡、脉细,有气阴亏虚、肠道不润之象。其有腹胀、胃纳不佳,又有胃肠气滞、升降失调的表现,然其根本在于脾胃内伤。《脾胃论·饮食伤脾论》曰:"夫脾者行胃津液,磨胃中之谷,主五味也。胃既伤,则饮食不化,口不知味,四肢困倦,心腹痞满,兀兀欲吐而恶食,或为飧泄,或为肠澼,此胃伤脾亦伤明矣。"颇合此症。透析虽能清除体内蓄积的尿毒素,但对于尿毒素蓄积造成的脾胃内伤,还需要通过合理的药物来重建中土,恢复元气。《脾胃论·脾胃虚实传变论》曰:"元气之充足,皆由脾胃之气无所伤,而后能滋养元气。"故应重视脾胃升发以补益元气,且脾胃位于中焦,平衡一身气机,主升降,故既要升提,也要降浊。

在李杲补土思想的指导下,治疗以补中益气升清,行气降浊通便为法,处方以四君子汤合小承气汤化裁,酌加润肠通便之品。方中参、苓、术、草补脾益气,重用黄芪补气升提,枳实、厚朴、大黄行气降浊通便,则清浊自分,升降有序。患者脾胃内伤,津液不足,一时难以濡润,则酌加胡麻仁、肉苁蓉等润肠通便之品。因此,患者服药后腹胀、纳差、便秘等消化道症状均有改善,是中土恢复健运的表现。二诊时患者因饮食不节,积食不化,又出现纳差,此时当消食开胃,故以异功散加味。异功散出自《小儿药证直诀》,其作者钱乙素来重视脾胃,处处以扶养中土,顾护脾胃为要,其脾胃观对后世脾胃学说有深远的影响。异功散加味可用于治疗多种疾病,如厌食、咳嗽、糖尿病、肝炎等,不局限于儿科病患,自然也包括肾衰病,也体现了李杲先生"凡病颠倒难明,必从脾胃调理"之理。此案,以异功散健脾益气为基础,且重用白术,目的在于健脾助运,加入槟榔、枳实以下气导滞,槟榔善于降气破滞,枳实善于消导积滞,炒谷芽、炒麦芽以消食开胃,共奏健脾开胃、消食化积之功。

慢性肾衰竭患者从发病之初即有脾胃亏虚之病机,并贯穿疾病之始末。其病程之中,稍有饮食不节,则容易出现升降不调、浊邪内蕴的复杂病机。可借鉴李杲的补中气与泻阴火并用之法,恢复中土健运和升清降浊之气机。须知李东垣以脾胃立论,蕴升降至理,非独升阳,亦言通降。上升清阳,下行浊阴,则脾土能有喘息恢复之机。

案例 4 培土利水法治疗慢性肾衰竭患者腹胀案

李某，男，67 岁，2017 年 4 月 12 日来诊。

主诉 腹胀 1 月余。

现病史 患者因"慢性肾衰竭（尿毒症期）"于 2014 年 12 月开始腹膜透析。近 1 月余来，患者出现腹胀，经评估提示腹膜功能失效，遂于 2017 年 3 月 6 日拔除腹膜透析管并终止腹膜透析，转为血液透析，每周 3 次。经处理后腹胀仍不见缓解，予加强透析、输注白蛋白等治疗未见改善，患者为求中医治疗遂来诊。

症见 精神稍疲，畏寒喜暖，四末不温，不欲饮食，腹胀如鼓，无腹痛，大便少，无尿，双下肢轻度凹陷性浮肿。舌淡嫩，苔薄白，脉弦滑。

既往病史： 十二指肠球部溃疡，浅表性胃炎，幽门螺杆菌+。

辅助检查 腹部 CT 提示少量腹腔积液。

中医诊断 ①腹胀；②慢性肾衰。

中医证型 脾肾阳虚，水湿内停。

西医诊断 ①胃肠功能紊乱；②慢性肾脏病 5 期。

治法 温阳健脾，行气利水。

处方 木香 15g，高良姜 10g，草果 15g，大腹皮 15g，苦杏仁 10g，茯苓 30g，白术 20g，木瓜 20g，厚朴 15g，桔梗 15g，熟附子 10g（先煎），枳壳 15g，香附 25g，黄芪 30g，甘草 10g。

水煎服，每日 1 剂，每次水煎取汁约 150～200ml，分 2 次于早、午饭后 2 小时服，共 2 剂。

2017 年 4 月 14 日二诊：

期间无透析治疗，患者腹胀明显缓解，胃纳渐增，大便质软成形，日一行，舌淡嫩，苔薄白，脉弦滑。效不更方。

2017 年 4 月 18 日三诊：

患者腹胀基本消失，摄食正常，告愈，维持规律血液透析治疗。

按语

腹胀是一种常见的消化系统症状，可以是一种主观上的感觉，感到腹部的一部分或全腹部胀满；也可以是一种客观上的检查所见，发现腹部一部分或全腹部膨隆。引起腹胀的原因主要有胃肠道胀气、各种原因所致的腹水、腹腔肿瘤等。本案患者终止腹膜透析治疗后腹胀仍不缓解，CT 提示少量腹腔积液，且既往有十二指肠球部溃疡、浅表性胃炎病史，故其腹胀并非单纯腹水引起，可能有胃肠功能紊乱的情况。后者的出现，又与患者心功能不全伴体液潴留，透析不充分、尿毒素物质积累导致毛细血管通透性增加，肠道菌群结构失衡甚至移位等因素有关。中医认为腹胀的主要病因是肝、脾、肾功能失调。肝气郁结，气滞血瘀，导致脉络阻塞；脾脏功能受损，运化失职，逐渐导致水湿停聚；肾脏的气化功能受损，不能蒸发水湿而使得水湿停滞，均可导致腹胀。

《丹溪心法·水肿》曰："若遍身肿，不烦渴，大便溏，不涩赤，此属阴水。"此案为老年、尿毒症透析患者，腹胀日久，腹中有水，下肢浮肿，缠绵不愈，无疑当属阴水。患者属慢性肾衰，脏腑功能亏虚，尤以脾肾为大虚。现腹胀如鼓，畏寒喜暖，四末不温，舌淡嫩，苔薄白，为肺失治节，肾不气化，脾不制水。正是《类证治裁·肿胀》所言"因肺脾肾虚致水溢者，为阴水"。《删补名医方论·卷五》讲到，"苓桂术甘汤、实脾饮、肾气丸，皆治阳虚水气之证。苓桂术甘汤，治上焦阳虚不能输布，水留于上，心下逆满，气上冲胸故用苓、桂、术、甘之品，扶阳通气输水道也。实脾饮，治中焦阳虚不能蒸化，水渍于中，外泛作肿，二便通利，故用姜、附、苓、术之剂，培土温中，胜寒湿也。肾气丸，治下焦阳虚，不能行水，小便不利，肢体浮肿"。此案中，患者肺脾肾三脏俱虚，气如游丝，唯调补中焦脾胃能斡旋其中，运转枢机，因此，法李东垣之补土思想，先实脾土，使脾胃之气得以固守，而后能滋养元气，转输于肺，通调水道。方以实脾饮加减化裁，易干姜为高良姜，取其温中散寒之力，使中焦健运，脾阳振奋，温化水湿，且辣感降低更容易使患者接受；附子辛热，能温肾助阳，肾阳得温，则能化气行水。二味共同为君，起到温养脾肾，扶阳抑阴的功效。白术、茯苓健脾和中，渗湿利水；木瓜能和胃化湿，兼能利水。气能化水，气滞则水停，气行则湿化，故方中配伍行气药如厚朴、木香、大腹皮。草果辛热燥烈之性较强，善治湿郁伏邪。诸药同用，共奏醒脾化湿、行气导滞之效。重用黄芪，配合桔梗，以升清阳；合枳壳、杏仁则清肃肺气，一升一降，以助恢复肺之生理机能，是遵李东垣先生之法。

药后患者虽尿量不增，体重不减，但腹胀明显减轻，精神亦随之转佳，可见水作气化，行而不滞，是中土恢复健运的表现。因此，慢性肾衰竭患者出现腹胀、纳差等消化道症状，虽然病机复杂，但抓住关键病机，"调中央以达四旁"，则能解其治疗困局。

案例5 健脾祛湿法治疗慢性肾衰竭患者腹胀纳差案

郭某，女，54岁，2016年10月13日来诊。

主诉 发现血肌酐升高4年，腹胀、纳差1周。

现病史 患者于2012年12月体检发现血肌酐升高，曾在当地医院行自身免疫、风湿、血管炎等各项检查排除继发因素，诊断为"慢性肾脏病3期、慢性肾炎"，服用护肾降压等药物治疗，病情缓慢进展。2014年7月31日肾功能：尿素氮8.56 mmol/L，血肌酐122μmol/L，尿酸512μmol/L。2015年3月14日复查肾功能：尿素氮11.04 mmol/L，血肌酐170μmol/L，尿酸615μmol/L。2016年10月7日复查肾功能：尿素氮12.25 mmol/L，血肌酐212μmol/L，尿酸635μmol/L。尿常规：蛋白+，潜血+++。近1周来，患者出现纳差、饭后腹胀，遂来诊。

症见 精神疲倦，口干口苦，纳差、腹胀，小便夹泡沫，夜尿1次，眠差易醒，大便干结，数日一行，排便困难。舌淡暗，苔薄微黄，脉细。

既往史 桥本甲状腺炎病史，近期查甲状腺功能正常。肾小结石病史，未治疗。

中医诊断 慢性肾衰。

中医证型 脾肾气虚，湿热瘀阻。

西医诊断 ①慢性肾脏病4期；②慢性肾炎综合征；③肾结石；④桥本甲状腺炎。

治法 健脾益肾，清热祛湿。

处方 黄芪20g，茯神25g，山药30g，甘草10g，藿香15g，炒薏苡仁20g，海螵蛸15g，合欢花25g，女贞子20g，仙茅15g，三七10g，漏芦40g，黄精20g，百合30g，金钱草30g。

水煎服，每日1剂，再煎服用，共14剂。

2016年10月27日二诊：

刻下症 患者精神好转，饮食渐增，已无腹胀，舌脉同前。中药效不更方。

后规律复诊，均谨守病机，随症加减。随访至2017年5月8日，患者精神良好，无不适，舌淡，苔薄白，脉细。复查血肌酐228μmol/L，尿素氮12.6mmol/L。

按语

慢性肾衰竭的中医治疗，既要对症，即缓解临床症状，又要对病，即有效控制疾病进展。慢性肾衰竭患者一旦出现消化道症状，如恶心呕吐、食少纳呆、便秘或腹泻，将严重影响患者的生活质量和机体内环境平衡；同时也常常提示肾功能的进一步减退。中医认为，脾主运化，脾虚则健运失常，表现为胃纳呆滞、食而不化，排便异常；脾主升清降浊，脾虚则清阳不升，浊阴不降。肾衰竭患者常常疲倦乏力，甚则头晕、不耐劳作，是脾虚清阳不升之故；清阳不升则浊阴不降，故又有脘腹痞满、恶心呕吐、排便不畅之症。故慢性肾衰竭既有正虚的一面，又有邪实的一面。虽说脾肾亏虚是其本，但待其寻求诊治，已是因虚致实、虚实夹杂之证。治疗应抓住其病之症结。

此案，患者血肌酐逐年升高，与其脾虚不运、饮食不节不无关系。其症疲倦乏力、纳差、腹胀、便结、口干口苦，可见湿热郁遏中焦，是病之症结。湿热不化，邪毒内蕴，一则入血化热，损伤脉络，致脏腑受戕，甚则动血出血；二则阻碍中焦脾胃运化，水谷无以化生精微；三则造成络脉瘀阻，血瘀不行，可见为害多方。则故治以调脾升清，清热祛湿。方药效李杲升阳益胃汤之方义加减化裁，方中没有用柴胡、升麻等经典的升提之药或羌活、独活等祛风走表之风药，而改用醒脾化湿、和胃解表之藿香，同样能祛风走表，且能芳香醒脾，使其振作。党参、黄芪、山药、茯苓、炙甘草，为补益中气之要药，且重用黄芪，亦有升清阳之意,正如《药性赋》所言"升也,阳也"。因其邪实颇盛,此时党参暂去之,以免阻碍祛邪。黄芪、茯苓、山药、甘草健脾益气,使元气充盛,以御外邪。《内外伤辨惑论·肾之脾胃虚方》提到:"《内经》有云:'在下者,引而竭之',是先利小便也。又治诸泻而小便不利者,先分利之。又云:'治湿不利小便,非其治也'。法当利其小便,必用淡渗之剂以利之,是其法也。"故以薏苡仁清热利湿,茯苓淡渗利湿,二药均兼有健脾之力,共主中焦之湿从水道而化。《本草述》讲到"薏苡仁,除湿而不如二术助燥,清热而不如芩、连辈损阴,益气而不如参、术辈犹滋湿热,诚为益中气要药",因而对肾病之有脾虚湿热病机者尤为适宜。藿香醒脾化湿,薏苡仁、茯苓健脾利湿,脾喜燥恶湿,使其恢复健运。漏芦清热解毒,金钱草清热利水通淋,共主湿热之疏导。湿热伤阴,利水也伤阴,故以黄精养阴精。统观全方,以健脾益气、清热利湿、芳香化湿之法调其脾胃,以调脾为根本,再根据病情酌加仙茅、女贞子以补肾填精,三七以活血化瘀。万变不离其重视脾胃之核心,可见补土思想的精髓把握到位,则可灵活变通、变化无穷,绝非局限于补中益气汤、升阳益胃汤之成方。

因此,慢性肾衰竭的治疗应重视调理脾胃功能,使脾能升清,胃能消谷,湿热、水湿、浊毒等实邪有排泄之通道,常用通腑、消滞、祛湿、利水、化湿等祛邪之法配合健脾益气,以恢复脾土健运。在补土思想的指导下,往往能抓住引起肾衰竭患者纷繁复杂症状的核心病机,审证求因,辨证治疗,常使临床症状豁然而解,而慢性肾衰竭的进展也得到一定程度的控制。

第二节 治疗慢性肾衰竭的心血管疾病案例

案例 1 健脾行气利水法治疗慢性肾衰竭合并心衰病案

陈某,女,63 岁,2016 年 4 月 7 日就诊。

主诉 反复双下肢浮肿、气促伴血肌酐升高 1 年余,再发 3 天。

现病史 患者 2015 年初因双下肢浮肿、活动后气促、夜间阵发性呼吸困难,到广东省人民医院住院,检查发现血肌酐升高,诊断为急性左心衰竭、慢性肾脏病、糖尿病肾病、高血压 3 级,经治疗好转后出院。其后多次因症状反复入住广东省中医院肾内科,给予扩冠利尿、降压护肾排毒、营养支持以及中医中药治疗,其间多次建议患者行肾脏替代治疗,患者拒绝,强烈表示坚持保守治疗,经治疗后浮肿消退,胸闷气促缓解后出院,末次出院前于 2015 年 12 月 15 日查尿素氮 24.3mmol/L,肌酐 496.0μmol/L,二氧化碳结合力 18.6mmol/L。出院后患者定期肾内科门诊就诊,病情尚稳定。3 天前患者再次出现活动后气促,伴有少许胸闷,不能平卧,双下肢浮肿,遂再次就诊。

症见 患者神清，面色苍白少华，疲倦乏力，双下肢浮肿，时气促胸闷，活动后加重，不能平卧，腹胀，尿量减少，夹有泡沫，大便调，纳眠差。舌淡暗，舌下络脉迂曲，苔白微腻，脉沉细。

既往史 糖尿病10余年，血糖控制尚可，既往查眼底提示糖尿病视网膜病变；高血压10余年，血压最高达230/120mmHg。否认肝炎、结核等传染病病史，否认外伤、重大手术、中毒以及输血史。

查体 双下肺呼吸音减弱，双肺底可闻及湿啰音；心界向左下扩大，心率58次/分，律齐，各瓣膜听诊区未闻及病理性杂音，腹平软，全腹无压痛反跳痛，移动性浊音阳性，双下肢轻度浮肿。

辅助检查 2016年4月查血肌酐560μmol/L，尿素氮25.3mmol/L。胸部X线片：肺淤血并肺间质水肿，心脏增大，两侧胸腔少量积液。心电图：窦性心动过缓，ST—T异常，U波异常。心脏彩超：EF 58%，左房、左室、右房增大，二尖瓣中量反流，三尖瓣中量反流，轻度肺动脉高压，左室收缩功能稍减弱。

中医诊断 ①心衰病；②慢性肾衰。

中医证型 脾虚水瘀内阻。

西医诊断 ①急性左心衰竭（慢性基础上急性加重）；②慢性肾脏病5期；③2型糖尿病；④高血压3级（很高危组）。

治法 健脾行气利水。

处方 黄芪30g，党参20g，白术15g，山药15g，茯苓皮15g，桃仁10g，丹参15g，泽泻15g，砂仁10g（后下），猪苓20g。

水煎服，每日1剂，浓煎至150ml，共4剂。

配合西医降压降糖、利尿扩冠、抗聚等治疗。

2016年4月11日二诊：

刻下症 精神一般，面色少华，床边一般活动后无胸闷气促，双下肢仍轻度浮肿，尿量较前稍增加，纳眠好转，余症同前，舌淡暗，苔白微腻，脉沉弦。

患者双下肢仍有浮肿，舌苔白腻，热象不明显，中药去泽泻，加大茯苓皮用量至30g，山药改为桂枝10g加强通阳利水，加用陈皮10g理气助于运化水湿。中药水煎服，每日1剂，浓煎至150ml，共7剂。

2016年4月19日三诊：

刻下症 患者精神好转，面色较前红润，一般活动可，静息下无明显胸闷气促，下肢浮肿减轻，尿量较前增多，约每日1200ml，舌淡嫩，舌下脉络迂曲，苔白微腻，脉沉细。

患者病情较前稳定，仍拒绝肾脏替代治疗，中医治疗当以顾护心脉为主，故改桂枝为肉桂3g加强温补心脉之功。中药水煎服，每日1剂，共7剂，煎煮方法同前。经治疗后患者浮肿消退，无胸闷气促，体重较前下降，心脏及肾脏方面病情相对稳定。

按语

患者患高血压、糖尿病10余年，以反复双下肢浮肿、气促为主要症状，属中医学"心衰病"范畴。患者老年女性，且久病导致脏腑渐虚，面色苍白少华、疲倦乏力、舌淡为脾气亏虚，机体失养之象；脾主运化，双下肢浮肿为脾气亏虚，运化不利，水饮内停；气促、胸闷为水饮上凌于心肺之象；舌暗、舌下脉络迂曲为血行不利，心脉闭阻之征。治疗当以健脾行气利水护心脉为主。上方以四君子汤为基础方健脾益气，加黄芪、茯苓皮健脾利水消肿，所谓"气行则血行"，气行则水行，加用砂仁入脾，调整脾胃升降功能，行气以助利水；泽泻、猪苓取其祛湿利水之意；丹参、桃仁活血化瘀通心脉。经治疗后，二诊复诊见精神较前好转，活动后气促缓解，但仍双下肢浮肿，考虑利水力度不够，故加大茯苓皮用量，山药改用桂枝通阳利水，加用陈皮增强行气力度以调畅气机、行气利水。经调整后，患者心衰症状进一步减轻，三诊复诊时改桂枝为肉桂加强温补心脉之效。

《医宗金鉴·删补名医方论》载"脾阳苟不运，心肾必不交"。《医权初编》有云："舍脾胃而治他脏，无益也。"故在慢性肾衰竭合并心衰病的治疗中，以健脾调气机为主，恢复中土健运和升清降浊之气机，佐以行气利水的药物，使得脾胃精气充足，则水液散布各司其道；中气得复，心脉得以顾护，邪气去而病气有转机。

案例2 温脾补肾利水法治疗慢性肾衰竭合并心衰病案

周某，女，30岁，2018年3月20日来诊。

主诉 反复双下肢浮肿2年，加重伴咳嗽气促1月余。

现病史 患者于2016年3月开始出现双下肢浮肿，尿中夹有泡沫，遂至当地医院就诊，予利尿消肿等对症处理症状可缓解，2016年11月再次出现双下肢浮肿，少许气促，活动后加重，遂至当地医院就诊，完善相关检查后，诊断为"肾病综合征"，予利尿消肿等对症处理后症状缓解。其后患者双下肢浮肿症状反复，于2017年4月在广东省中医院肾内科住院，查尿素氮13.12mmol/L，肌酐213μmol/L，BNP 114.9pg/ml；心脏彩超：EF 39%，左心扩大，主动脉瓣少量反流，二尖瓣少量反流，三尖瓣少量反流，左室收缩功能减低，少量心包积液。转至心血管科行冠脉造影后明确诊断为"扩张型心肌病"，予利尿消肿、强心扩冠等对症处理后症状改善出院。2018年1月患者再次出现双下肢浮肿，咳嗽伴活动后气促，自服用利尿药后，症状缓解不明显，遂再次来诊。

症见 神清，畏寒肢冷，倦怠乏力，双下肢重度浮肿，咳嗽，咯白痰，活动后气促，少许胸闷，无胸痛、腹胀等不适，纳眠差，尿量少，每日500～600ml，夜尿2次，大便调。舌淡暗，苔白腻，脉沉细，尺脉弱。

既往史 2016年3月发现血压升高，最高达190/110mmHg；2016年11月发现血糖升高；2017年住院完善相关检查诊断为扩张型心肌病、心脏瓣膜病变。

查体　双下肺呼吸音弱，可闻及湿啰音，心率 90 次/分，律齐，双下肢重度凹陷性水肿。

辅助检查　血红蛋白 105g/L，白蛋白 24.5g/L，尿素氮 19.36mmol/L，肌酐 391μmol/L，二氧化碳结合力 18.1mmol/L，随机血糖 12.3mmol/L，BNP 2218.8pg/ml，24 小时尿蛋白定量 7405mg。心电图：窦性心律，T 波异常。胸部 X 线片：肺淤血，双侧胸腔少量积液，心影增大。泌尿系彩超：双肾实质回声增强，血流信号未见明显异常。心脏彩超：EF 39%，左房右房稍大，左室壁稍厚，左室壁搏幅普遍减低，主动脉瓣少量反流，二尖瓣少量反流，三尖瓣少量反流，左室收缩功能减低，左室舒张功能减退，少量心包积液。

中医诊断　①心衰病；②慢性肾衰。

中医证型　脾肾阳虚，水湿内阻。

西医诊断　①慢性心衰（心功能Ⅳ级）；②扩张型心肌病；③心脏瓣膜病变；④慢性肾脏病 5 期；⑤肾病综合征；⑥2 型糖尿病；⑦高血压 3 级（很高危组）。

治法　温脾补肾，利水祛湿。

处方　熟附子 15g（先煎），吴茱萸 6g，干姜 15g，肉桂 3g（焗服），细辛 3g，茯苓 15g，白术 15g，陈皮 10g，赤芍 15g，炙甘草 5g。

水煎服，每日 1 剂，浓煎至 150ml，再煎服用，共 5 剂。

配合西医降压降糖、利尿消肿等对症治疗。

2018 年 3 月 25 日二诊：

刻下症　精神较前好转，双下肢中度浮肿，尿量较前增多，约每日 1000ml，余症同前，舌淡暗，苔白腻，脉沉细微数。

治疗上，患者虽水肿较前减轻，但仍属于中度浮肿，咳嗽咯痰未缓解，予以加强温补脾肾，温化痰饮行水。

处方：黄芪 30g，麦冬 15g，党参 20g，葶苈子 10g，淫羊藿 15g，茯苓皮 30g，白术 30g，肉桂 3g（焗服），熟附子 10g，白芍 15g，丹参 15g，沉香 15g（后下），炒麦芽 30g，大枣 15g。

水煎服，每日 1 剂，浓煎至 150ml，再煎服用，共 5 剂。

2018 年 4 月 1 日三诊：

刻下症　精神可，双下肢轻度浮肿，偶有咳嗽，眠一般，尿量每日 1200～1500ml，舌淡暗，苔白腻，脉沉细。复查尿素氮 14.4mmol/L，肌酐 367μmol/L，BNP 986.5pg/ml。患者一般情况稳定，中医守前方，定期门诊随诊。

按语

患者平素体虚畏寒，精气不足，先后天亏虚，机体失养故见疲倦乏力、舌淡、脉细；阳虚不能温煦机体故见畏寒、脉沉；脾肾阳虚水液运化失司，水湿泛滥肌肤，故见水肿；阳虚水饮内停，凌心射肺故见胸闷气促、咳嗽咳痰。本病病位在脾肾，涉及心、肺，病性属本虚标实，病机为脾肾阳虚，水湿内阻。患者首诊见畏寒肢冷、倦怠乏力、双下肢重度浮肿、咳嗽咯痰，结合舌脉象，均为一片阳虚内寒之象，当以附子、干姜、肉桂峻补脾及命门阳气，加吴茱萸入脾进一步增强温中散寒之效，茯苓、白术健脾渗湿利水，细辛入肺、肾，散肺肾寒气以化水饮，佐以陈皮入脾、肺以燥湿健脾、化痰止咳。此方峻补脾肾阳气不忘散寒，使得正气足、气机枢纽调畅而寒、饮有出路。服药后患者水肿及精神状态较前好转，说明在峻补之下脾肾阳气得复，恐峻补太过而留邪难出，后当改以缓补脾肾，利水化饮为法。二诊时处方以真武汤加减，黄芪、党参、茯苓皮、白术补中利湿，淫羊藿、肉桂、附子温肾散寒，沉香、葶苈子相伍，共入脾、肺、肾，使得气机肃降，肾能纳气，水从气行，故增强止咳利水消肿之效；恐降气太过伤及脾、肝气，故加白芍柔肝护肝，同时又利小便以行气，合麦冬兼制约附子燥热伤阴之弊，麦芽、大枣和中，予丹参活血化瘀。经治疗后三诊复诊，见患者心衰症状较前明显好转，双下肢浮肿减轻。本方在真武汤的基础上加大健脾力度，使得中土厚而制水，肾阳得复，则脾之枢机运行通畅，同时收肝敛阴，阴平阳秘，故水有所归，水有所摄。

第三节　治疗慢性肾衰竭的贫血案例

案例 1　补脾益肾法治疗慢性肾衰竭肾性贫血案

何某，女性，48 岁，2016 年 3 月 18 日来诊。

主诉　反复蛋白尿 15 年余，疲倦乏力 6 年，加重 1 个月。

现病史　2000 年体检发现蛋白尿，未系统治疗，2010 年开始自觉易疲倦乏力，检查发现血肌酐升高、蛋白尿、血尿阳性，完善相关检查后诊断为"慢性肾脏病 3 期"、"慢性肾小球肾炎"。在广东省中医院肾内科门诊随诊，血肌酐波动于 104～180μmol/L，近 1 个月以来，患者疲倦乏力加重，遂来诊。

症见　疲倦乏力，面色萎黄无华，时有腰酸、心慌心悸，口干无口苦，纳一般眠差，夜尿 2～3 次，大便干结，舌淡暗，苔薄白，脉沉细。

既往史　肾性高血压病史，否认其他病史。

辅助检查　2016 年 3 月 18 日查血红蛋白 71g/L，血肌酐 178μmol/L。

中医诊断　虚劳。

中医证型　脾肾气虚。

西医诊断　①中度贫血；②慢性肾脏病 4 期；③慢性肾炎综合征；④肾性高血压。

治法　补脾益肾。

处方　黄芪 30g，党参 15g，白术 15g，怀山药 15g，茯苓 15g，菟丝子 15g，芡实 15g，丹参 15g，桃仁 5g。

水煎服，每日 1 剂，煎至 250ml 温服，共 7 剂。

2016 年 3 月 25 日二诊：

刻下症　患者精神好转，余症仍大致同前，原方加用当归 6g 配合黄芪补气生血，加用益智仁温肾暖脾。服用 2 周后，患者面色较前红润，不适症状逐渐缓解，继续门诊随诊，至 5 月 6 日复查血常规提示血红蛋白 116g/L。

按语

该医案中患者面色萎黄无华、疲乏、腰酸等脾肾亏虚之症明显，而无明显的邪实症。脾为后天之本，化后天之精微，肾为先天之本，藏先天之精髓，二者互为资生，相辅为用。脾肾之气充盛，则精有所藏，血有所化；脾肾之气亏虚，则精血化源乏竭。由此可见脾肾两脏亏虚，则生血不能，故致血虚，从而患者出现心慌心悸、失眠等心血不足之象。故初诊时给予四君子汤合菟丝子、芡实等药物平补脾肾之气以达益气生血之效。然二诊时，患者不适症状未见明显改善，故方中加入当归，与黄芪合而为"当归补血汤"。正如有形之血不能速生，无形之气所当急固，有形之血生于无形之气，补气生血，故黄芪用量倍于当归；黄芪大补脾脏之气，以滋生化之源，当归养血和营，共奏益气生血之效。统观该医案的处方，用药轻灵，以补为主，且补而不腻，温而不燥，患者耐受良好，故服用后不适症状逐渐缓解，复查血红蛋白逐渐上升，疗效良好。

从医案中的描述可知，患者处于慢性肾脏病的早期，水湿、瘀血之症未露，浊邪滞留之症不甚，以虚为主。在选择健脾补肾生血养血的药物时，并未选用温燥之品，因温燥则有伤阴耗血之弊；同时未选用滋腻之品，因滋腻药物有碍脾胃的弊端。慢性肾脏病病程冗长，到病程的后期，贫血将会更加严重，患者需长期服用药物来延缓该病的进展，故用药但求平和，补气不可壅中滞邪，温肾不可伤阴化燥，更不可妄投寒凉攻伐之品，否则易发生他证。

案例 2　健脾益气，利湿化浊法治疗慢性肾衰竭肾性贫血案

卓某，女性，51 岁，2017 年 4 月 17 日来诊。

主诉　头晕、纳差 10 月余，疲倦乏力 1 周。

现病史　患者 2016 年 6 月出现头晕、纳差，查血肌酐波动于 326～358μmol/L，血红蛋白 92g/L，尿常规提示血尿、蛋白尿，双肾彩超示双肾弥漫性改变，测血压 160/90mmHg，诊断为"慢性肾脏病 5 期，慢性肾炎综合征，肾性高血压"，门诊给予降压、控制蛋白尿、延缓肾衰竭进展等治疗。近 1 周患者感疲倦乏力明显，头晕纳差加重，复查血红蛋白 65g/L，血肌酐 530μmol/L，遂来诊。

症见　面色苍白无华，疲倦乏力，爪甲无华，头晕气短，头部昏重感，口中黏腻，纳差，眠时易醒，尿量可，尿中有泡沫，大便稍烂，舌淡暗，苔白腻，脉

沉细。

　　既往史　无特殊。

　　中医诊断　①虚劳；②慢性肾衰。

　　中医证型　脾肾气虚，湿浊困阻。

　　西医诊断　①中度贫血；②慢性肾脏病 5 期；③慢性肾炎综合征；④肾性高血压。

　　治法　健脾益气，利湿化浊。

　　处方　北芪 30g，党参 20g，白术 15g，茯苓 15g，藿香 15g，山药 15g，薏苡仁 20g，女贞子 15g，炙甘草 5g。

　　水煎服，每日 1 剂，煎至 200ml 温服，共 7 剂。

2017 年 4 月 25 日二诊：

　　刻下症　患者时有恶心欲呕，腹胀满，饭后尤甚，余症同前。考虑患者消化道症状突出，予改为陈夏六君子汤加减。

　　处方　党参 20g，白术 15g，茯苓 15g，春砂仁 10g（后下），木香 10g（后下），陈皮 10g，法半夏 10g，积雪草 20g，炙甘草 5g。

　　水煎服，每日 1 剂，煎至 150ml 温服，共 10 剂。

2017 年 5 月 7 日三诊：

　　刻下症　患者精神较前改善，面部光泽稍红润，已无头晕、恶心欲呕，胃纳改善，稍口干，大便干结，舌淡红，苔薄黄微腻，脉沉细。治疗上，予上方去木香、砂仁，加熟地 15g、大黄 5g（后下）。中药共 14 剂，煎煮方法同前。1 个月后随访，患者精神明显改善，复查血红蛋白 84g/L，血肌酐 498μmol/L。

　　按语

　　上述医案中，初诊时患者气虚湿浊困阻之症明显，处方予以四君子汤为底加用芳香化浊之品。然因患者中土虚极，湿浊难以化解，阻滞气机运行，所以二诊时症状改善不显，遂予加强行气理气健脾之品的力度，用药后患者症状改善。三诊时患者口干、大便干结，恐行气燥湿之品耗气伤阴，故酌加熟地滋阴养血、大黄通腑泄热。前后三次治疗均立足于脾土，虽患者贫血尤甚，却未给予当归、阿胶等补血养血之品，而给予健脾基础上，配合行气祛湿化浊，使得脾土得健，气血生化有源，故贫血可逐渐改善。

　　慢性肾衰竭随着病程进展，贫血的发生率及程度逐渐加重，而贫血的出现正是因肾病日久，脾肾衰败，脾伤则气血不足，肾损则肾精亏耗，精不化血，致气血两虚，脏腑功能减退而致水湿、浊毒、瘀血等病理产物滞留进一步耗伤气血，使气血更虚。由此可见，脾肾亏虚的病机贯穿疾病的始终。补脾还是补肾，是古今医家一直争论的话题。重脾胃者，主张"补肾不如补脾"，奉后天以养先天；重肾阳者，主张"补脾不如补肾"，补命门之火以温脾土。对于慢性肾脏病，脾常不足，常需健运。《轩岐救正论·卷一·医论》有说："虽然虚痨损肾，即脾气亦为之亏矣，法不能舍脾而专治肾者。盖谓肾药膏腻，虽优于肾，特妨于脾，不如健补中气以资生化。"该病案中，患者纳差、恶心欲呕等消化道症状突出，知其中土虚极，运化无力；脾虚则清阳不升，浊阴不降，湿浊中阻进而头晕、头部昏重、口中黏腻。从而贫血、血肌酐程度与日俱增。中土衰败、浊邪内阻，若不恢复其气化、健运之机，则补肾无从谈起。该医案先后使用四君子汤、陈夏六君子汤，并加用陈皮、木香、砂仁、积雪草、大黄等通腑泄下之品，以期恢复中土之气化，推动四维之转动，气血得以生化。

上述病案中见贫血，并未给予过多的补血之品，亦能使患者血红蛋白升高。因补血药多黏滞滋腻，慢性肾衰竭患者随着毒素蓄积，脾虚湿阻尤甚，补血药物碍脾而致湿浊更加胶结难解。故在临床的诊治中，慢性肾衰竭贫血患者多为虚实夹杂之证，以脾虚为主，治疗上当谨守病机，攻补兼施，以恢复脾胃升降气机，重新建立正虚、邪实之间的平衡。

 ## 第四节　治疗慢性肾衰竭的矿物质与骨代谢异常案例

案例　调脾阴止痒法治疗慢性肾衰竭的矿物质与骨代谢异常案

陈某，男，70 岁，2015 年 3 月 6 日就诊。

主诉　维持性血液透析 5 年余，反复皮肤瘙痒 1 年。

现病史　患者 5 年前因慢性肾衰竭（尿毒症）开始行维持性血液透析，其后逐渐出现顽固性高磷血症合并重度继发性甲状旁腺功能亢进。近 1 年来患者反复皮肤瘙痒，予以调整透析方案，加强低磷饮食的宣教及使用降磷药物、降甲状旁腺激素药物等处理，症状仍反复，遂来诊。患者平素消瘦，容易咽喉疼痛，咽干咽痒。

症见　精神疲倦，乏力，身体消瘦，面色黧黑，肌肤甲错，皮肤干燥，散在红色皮疹，脱屑瘙痒，时发时止，双下肢无浮肿，纳差，口干无口苦，眠欠佳，无胸闷气促，无咳嗽咯痰等不适，无尿，大便干结。舌暗红，舌下络脉曲张，苔薄白，脉细。

既往史　既往慢性肾小球肾炎病史，5 年前因肾功能不可逆转开始肾脏替代治疗。

中医诊断　慢性肾衰。

中医证型　脾阴亏虚，瘀血内阻。

西医诊断　①慢性肾脏病 5 期（维持性血液透析）；②慢性肾小球肾炎。

治法　养胃阴，活血化瘀。

处方　沙参 15g，玉竹 12g，麦冬 12g，桑叶 10g，赤芍 15g，杜仲 15g，牛膝

15g，枸杞子 15g，生甘草 5g。

水煎服，每日 1 剂，浓煎至 100～150ml 温服，共 7 剂。

外洗方：大飞扬（飞扬草）30g，荆芥穗（荆芥）15g，细辛 30g，苦参 30g，地肤子 30g，白鲜皮 30g，关黄柏（黄柏）30g，蛇床子 30g。

加水 2000ml 煎煮后，去渣外洗皮肤瘙痒处，每日 1 次。

2015 年 3 月 16 日二诊：

刻下症 内服及外用中药处方后，患者精神改善，疲倦、乏力明显好转，无咽喉疼痛、咽干，散在红色皮疹稍减，仍有瘙痒，舌暗红，舌下络脉曲张，苔薄白，脉细。

中药汤剂效不更方，续服 14 剂，外洗方在上方基础上加枯矾 30g。

2015 年 4 月 30 日三诊：

刻下症 患者精神改善，服药期间无皮肤瘙痒、无咽干咽痛，纳眠可，皮肤较前润泽。舌暗红，舌下络脉曲张，苔薄白，脉细。原内服中药方中，加入龟甲 30g（先煎）加强滋阴强骨，中药隔日或每 3 日服用 1 剂，共 30 剂。

3 个月后，患者查甲状旁腺激素由原来 1799.9pg/ml 逐渐下降稳定于 730～901pg/ml，血磷逐渐下降，由原来 2.5mmol/L 逐渐下降稳定于 1.7～1.9mmol/L，无瘙痒，平素的咽干咽痛症状消除。

按语

本案患者机体消瘦、乏力，平素咽干咽痒，口干，纳差，因四肢为脾胃所主，脾又主肌肉，为脾阴亏虚的表现，脾阴亏虚，肉无所养，皮肤更甚，故皮肤干燥瘙痒。因此，从本 CKD-MBD 患者的临床表现看，脾阴虚为现症之急，方用沙参麦冬汤加减，从滋养脾胃入手，以通调水道，化生化之源，濡养肌肤。

本案在皮肤治疗上，内外兼施，但内外有别。皮肤在内无所养，容易受外在湿邪侵袭，皮肤瘙痒，时发时止，具有风之特性，善行而数变。地处岭南之地，湿热蕴蒸，困阻中焦，容易生湿长疮，缠绵难愈。外洗方中，皮肤瘙痒为风动之变，故加用荆芥祛风，结合外洗方止痒后皮肤瘙痒稍缓解。此方以飞扬草为君药，该药为岭南地道药材，具有清热解毒，利湿止痒作用，荆芥穗、地肤子、白鲜皮祛风共为臣药，关黄柏、苦参、蛇床子燥湿佐药，细辛为使药，辛通透皮。也可在原外洗方中加入枯矾以祛湿止痒。经治疗后，患者已无皮肤瘙痒，效如桴鼓，实乃正中病机之功。止痒先调脾，湿去痒止。